Jörgen Schmidt-Voigt

Mediziner, Musiker und Mäzen

❧

Snejanka Bauer

Mit der freundlichen Unterstützung von

MUSEUMSUFERFRANKFURT

Adolf und Luisa Haeuser-Stiftung
für Kunst und Kulturpflege

Freunde und Förderer des
Ikonen-Museums Frankfurt am Main e. V.

Bildnachweis und Quellen:
Archiv J. Schmidt-Voigt: S. 6, 9–11, 14, 15, 17, 19, 20, 28, 42, 54, 55, 65, 66, 72, 94, 96, 103, 112, 116–119, 126, 127, 132, 136, 140
Snejanka Bauer: S. 32, 43, 129, 138
Hans Böckler: S. 82
Manfred Capellmann: S. 36
Alexander Frank: S. 29, 30, 33, 34, 59, 93, 104, 124, 144
Wolf-Dieter Köhler: S. 12, 13
Friedhelm Mennekes: S. 90–92
Detlef Röhl: S. 134
Ursula Seitz-Gray: S. 26, 27, Titelfoto
Staatsarchiv Wiesbaden: S. 49, 79–81

Herausgeber: Dr. Snejanka Bauer im Auftrag der Stadt Frankfurt am Main
Koordination: Dr. Snejanka Bauer
Redaktionelle Mitarbeit: Dr. Snejanka Bauer, Diana Farrilli
Assistenz: Janina Stankiewicz
Herstellung: Alexander Frank und Heike Frank-Ostarhild
Gesamtlektorat: Heike Frank-Ostarhild;
Text von Dr. Hans Böckler: Henrik Halbleib, Frankfurt
Druck: Kohlhammer & Wallishauser, Hechingen

ISBN 978-3-932942-37-2

Mehr über das Verlagsprogramm des LEGAT Verlags finden Sie unter:
www.legat-verlag.de

Jörgen Schmidt-Voigt
Mediziner, Musiker und Mäzen
(1917–2004)

Herausgegeben von Snejanka Bauer
im Auftrag der Stadt Frankfurt am Main

LEGAT

Die Publikation erscheint zum Gedenken an Dr. Jörgen Schmidt-Voigt, Stifter des Ikonen-Museums Frankfurt am Main.

Wir bedanken uns herzlich bei Elena Schmidt-Voigt, Manfred Capellmann, Dr. med. Hans Böckler, Monika Hey, Priv. Doz. Dr. Detlef Röhl, Edda Best und Rosemarie Pabel.

Ganz besonders bedanken wir uns für die Unterstützung dieser Publikation beim Kulturamt Frankfurt am Main, Amtsleiterin Carolina Romahn, Gabriele Schuster und Ulrich Aßhauer sowie bei der „Adolf und Luisa Haeuser-Stiftung", Susie Bär Von Verschuer, Frank Georg Bär, Hilmar Hoffmann und Heinz Vogel. Desweiteren bedanken wir uns beim Förderverein „Freunde und Förderer des Ikonen-Museums Frankfurt am Main e. V." und dessen Vorstand Wolfgang Bersch, Regine Fassbender, Christine Harnos, Ulla Kuballa, Bernward Löwenberg, Gert Lütgert, Sybille Nehrdich und Gertrud Renschler.

Inhalt

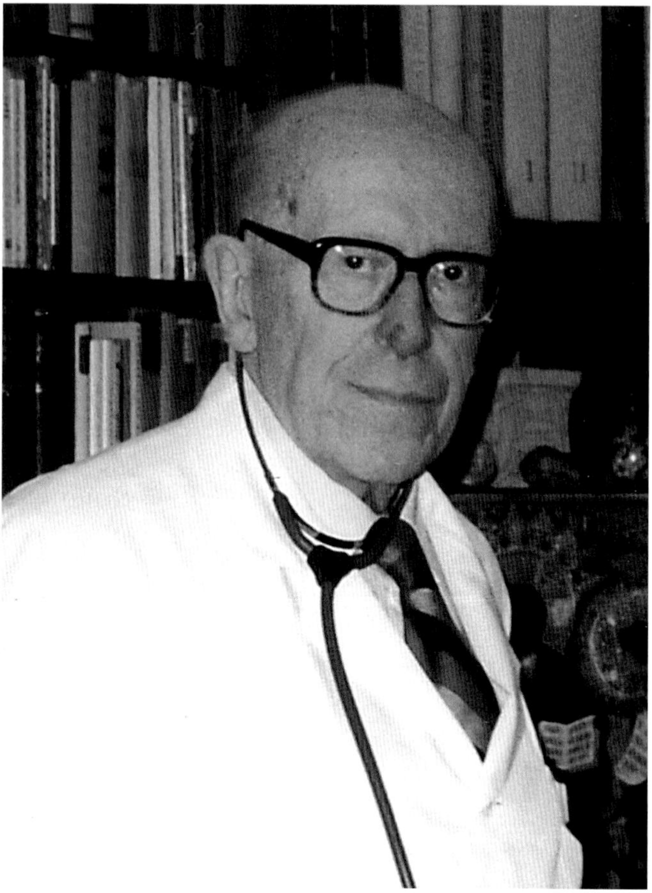

Eine enzyklopädische Persönlichkeit:
Dr. Jörgen Schmidt-Voigt (1917–2004)

Mittler zwischen Ost und West

Petra Roth, Oberbürgermeisterin der Stadt Frankfurt a.M.

Das Ikonen-Museum der Stadt Frankfurt am Main, das den östlichen Abschluss des Museumsufers bildet, geht auf eine Schenkung des Kardiologen Dr. Jörgen Schmidt-Voigt zurück. Im Mai 1988 stiftete er der Stadt einen Schatz von 800 russischen Ikonen. Mit dieser Schenkung steht Dr. Jörgen Schmidt-Voigt in der guten Tradition von Bürgern, die vielfältige kulturelle und dem Gemeinwohl dienende Einrichtungen in Frankfurt gründeten und förderten. Seit dem Mittelalter schon prägen Frankfurter Bürger durch ihr Engagement im sozialen und kulturellen Bereich die Entwicklung der Stadt. Nicht zufällig bezeichnet man Frankfurt als Stiftungshauptstadt. Hier sind über 450 Stiftungen aktiv – das sind pro Kopf mehr als in jeder anderen Stadt Deutschlands. Ohne diese Unterstützung wären viele Projekte und Einrichtungen in Frankfurt nicht denkbar – auch das Ikonen-Museum nicht.

Gerade die Auseinandersetzung mit Ikonen hat für Frankfurt eine ganz besondere Bedeutung. Das mag auf den ersten Blick überraschen. Doch das historisch älteste gesicherte Ereignis der Stadt verweist auf die Ikonen: Es war die Frankfurter Synode im Jahr 794, die sich vor dem Hintergrund des Bilderstreits vor allem mit der Verehrung der Bildnisse von Jesus Christus auseinandersetzte. Damals entschied sich die Synode gegen die Verwendung der östlichen Ikone. Eine fehlerhafte Übersetzung der Beschlüsse vom Konzil von Nikäa hatte Karl dem Großen ein verzerrtes Bild von dem Bildverständnis der orthodoxen Kirche vermittelt. Das Wort „Verehren“ wurde mit „Anbeten“ verwechselt. Dieses Missverständnis begründete in der Folge die Trennung zwischen westlichem und östlichem Bildverständnis, zwischen westlicher und östlicher Kultur.

Wenn in dieser Stadt, wenn in Frankfurt seit nunmehr zwanzig Jahren ein Museum beheimatet ist, das sich der wissenschaftlichen Aufarbeitung von Ikonen und deren öffentlicher Präsentation widmet, so bedeutet das natürlich nicht, dass diese Trennung aufgehoben ist, es zeigt aber sehr wohl, dass hier Brücken geschlagen werden, die beidseitiges Verständnis ermöglichen. Dass dies auch in der östlichen Kultur so gesehen wird, verdeutlicht eine besondere Ehrung, die Dr. Schmidt-Voigt in Moskau erhielt. Im Jahr 2000 verlieh ihm der russische Patriarch Alexej II. den *Orden des heiligen Sergius von Radonesch*, eine Auszeichnung, die Dr. Schmidt-Voigt für die Gründung des Ikonen-Museums in Frankfurt erhielt. Dieser Orden wird nur in ganz seltenen Fällen an nicht-russische Bürger verliehen. Als Oberbürgermeisterin der Stadt Frankfurt freue ich mich auch persönlich über diese hohe Auszeichnung, ehrt sie doch einen Bürger, der für seine Verdienste bereits 1988 die Goethe-Plakette der Stadt Frankfurt erhielt. Zugleich verstehe ich die Auszeichnung auch als Würdigung der Stadt bei der Realisierung des Ikonen-Museums.

Ikonensammler aus Passion

Dr. Richard Zacharuk, Leiter des Ikonen-Museums der Stadt Frankfurt am Main, Stiftung Dr. Jörgen Schmidt-Voigt

Lange Zeit öffnete sich für jeden, der Dr. Schmidt-Voigt zu Hause besuchte, eine eigene Welt: Bis in die hintersten Winkel seines großen Hauses in Königstein hingen über 800 Ikonen an den Wänden. Dr. Schmidt-Voigt sammelte diese Bilder nicht nur, er lebte mit ihnen. Doch nicht nur die Fülle an Ikonen beeindruckte, der Sammler selbst brillierte mit seinem Wissensschatz. Zu jedem Bild konnte

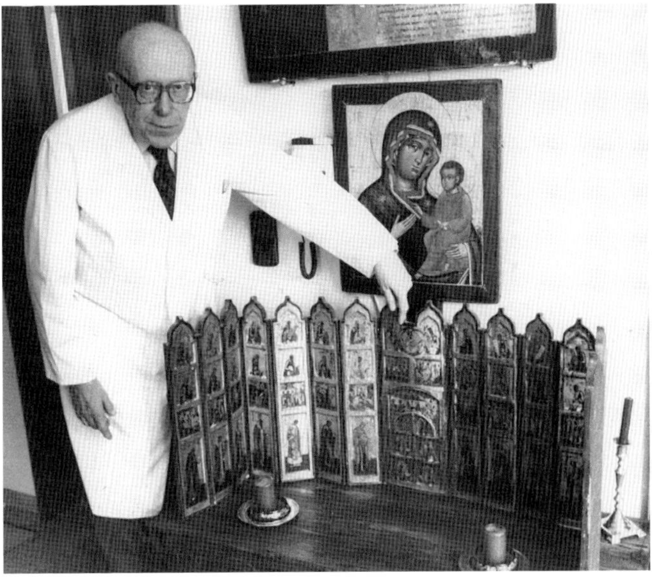

Dr. Jörgen Schmidt-Voigt mit großem Reisealtar aus dem 17. Jh.

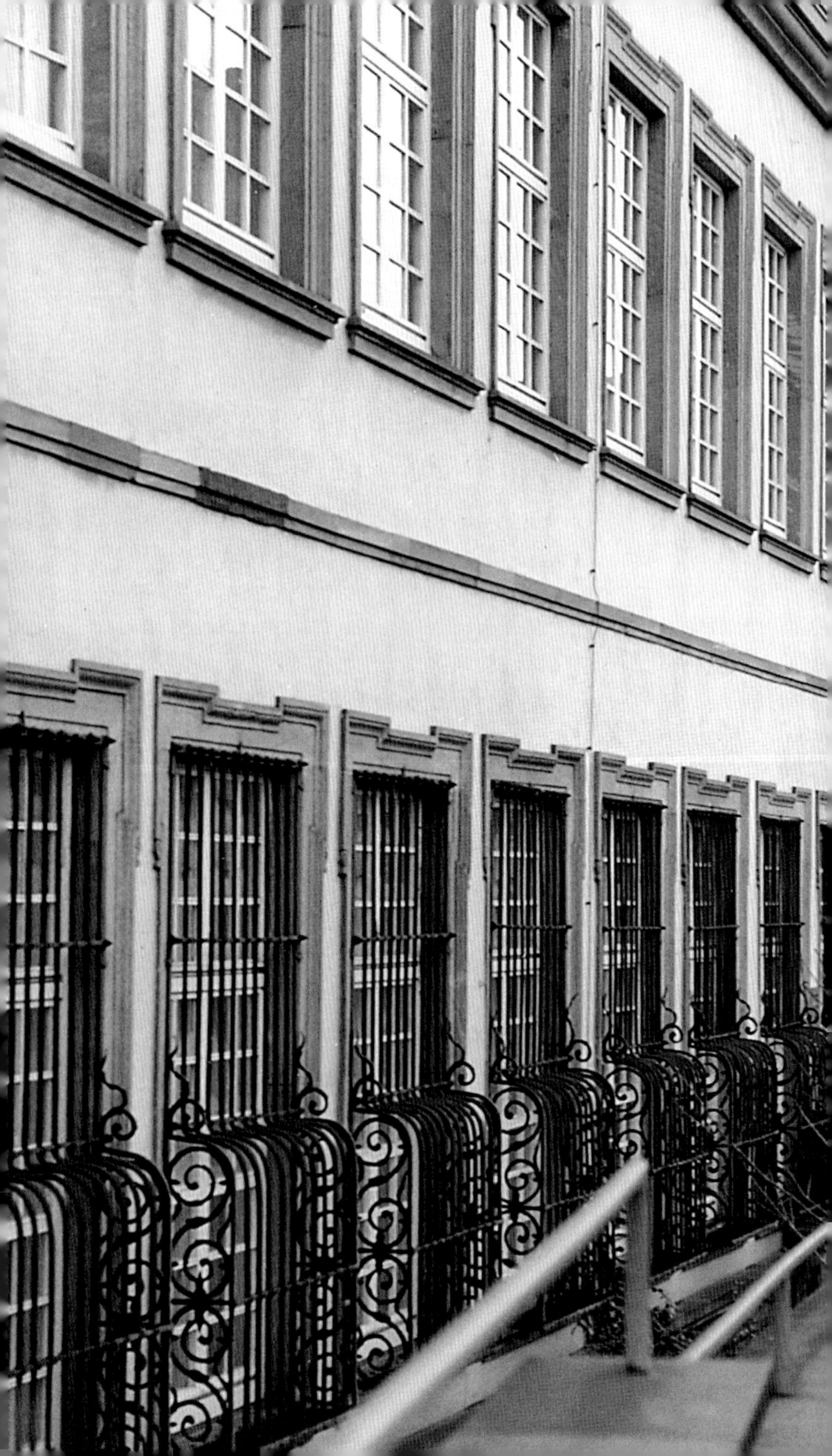

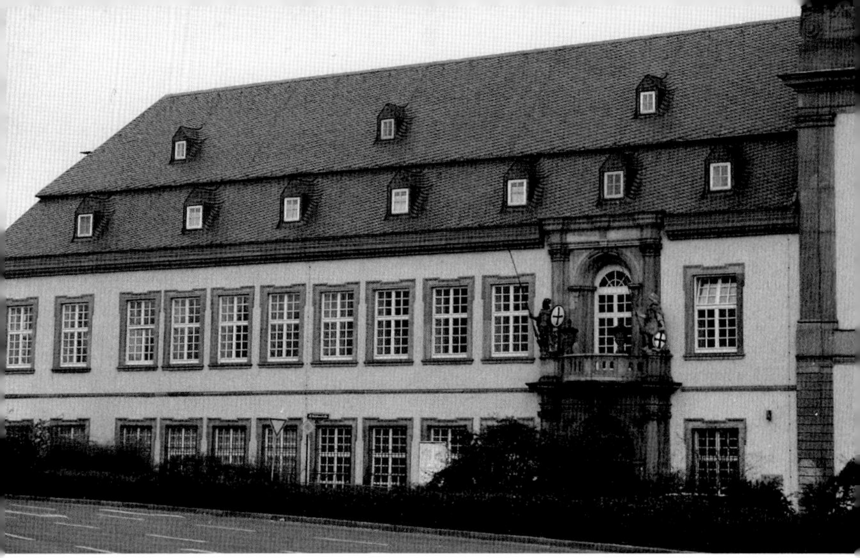

Das Ikonen-Museum der Stadt Frankfurt, Stiftung Dr. Jörgen Schmidt-Voigt, ist im Deutschordenshaus im Frankfurter Stadtteil Sachsenhausen untergebracht.

Dr. Schmidt-Voigt eine eigene Geschichte erzählen, mit Witz und Humor und verbunden mit persönlichen Erinnerungen.

Die Faszination für die Ikonenkunst und darüber hinaus die Kultur Russlands basierte auf Erlebnissen und Erfahrungen, die vor dem Zusammenbruch der Sowjetunion nur die wenigsten machen konnten. Seine herausragenden Fähigkeiten als Arzt, genauer gesagt als Kardiologe, ließen ihn in Kontakt mit Patienten aus der ganzen Welt kommen. Dr. Schmidt-Voigt reiste häufig in die UdSSR und stand in enger Verbindung mit den Menschen, die in der vielschichtigen Welt des sowjetischen Systems und der traditionsreichen russischen Kultur lebten. Er bewegte sich sowohl zwischen der russisch-orthodoxen Geistlichkeit als auch den Funktionären und somit dem System der KPdSU.

Seine Leidenschaft für die Ikonen war natürlich auch in den Kreisen der obersten Parteischicht bekannt, und so erhielt er paradoxerweise von den Kommunisten Geschenke in Form von Heiligenbildern der russischen Kirche. Diese Tatsache gehörte zu den Besonderheiten des Systems, mit denen der Arzt und Sammler konfrontiert wurde, und war ein lebendiges Beispiel der Durchlässigkeit des so stabil wirkenden politischen Blocks.

Bemerkenswert waren auch Schmidt-Voigts Kontakte zum russischen Patriarchat. Durch seine erste Begegnung und Freundschaft mit dem damaligen Patriarchen Alexej I. wurde seine Leidenschaft für Ikonen erst geweckt. Dieser Kreis schloss sich, als Schmidt-Voigt durch seine Stiftung das Ikonen-Museum in Frankfurt

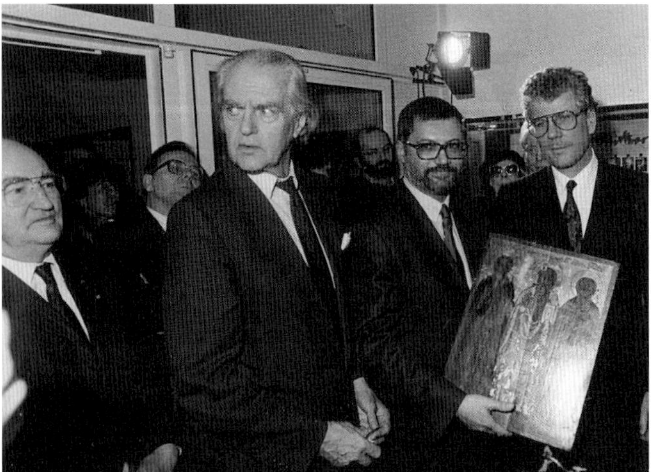

Eröffnungsfeier des Ikonen-Museums am 28. März 1990. V. l.: Stadtkämmerer Ernst Gerhard, Kulturdezernent Hilmar Hoffmann, Leiter des Ikonen-Museums Richard Zacharuk, Oberbürgermeister Volker Hauff

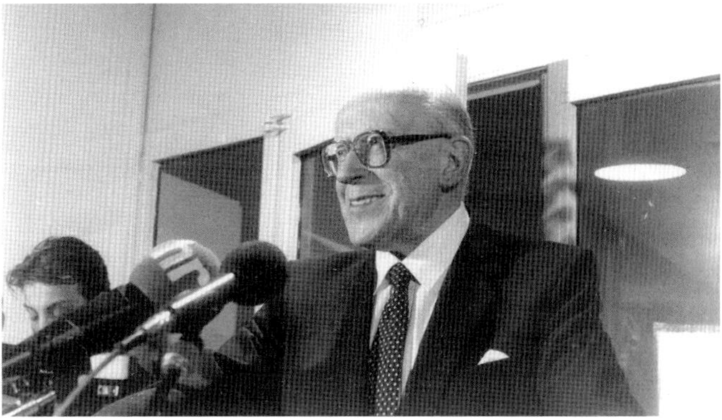

Dr. Schmidt-Voigt war ein glänzender Redner. Auch bei der Eröffnungsfeier begeisterte er die Presse und die Anwesenden mit seinen Kenntnissen und seinem unvergleichlichen Humor.

ins Leben rief. Für diesen Beitrag zum Erhalt der religiösen Kunst und Kultur Russlands bekam er durch den Patriarchen Alexej II. den *Orden des heiligen Sergius von Radonesch* verliehen. Sprach man den Sammler auf seine Leidenschaft für Ikonen an, so sagte er gerne, dass diese ihn „vor unredlichem Leben in Saus und Braus, vor Alkohol und Zigaretten und vor dem Häuschen in Tessin" bewahrte. Das direkte Zusammenleben mit den Ikonen fand jedoch durch den Umzug der Bestände ins Museum ein jähes Ende. Von heute auf morgen musste sich Schmidt-Voigt von seiner Sammlung trennen. Das Ergebnis war bestürzend, das große Haus wurde entseelt und zeigte nur noch kahle Wände. Für den Sammler bedeutete dies, sich in seinem nackt und fremd gewordenen Haus neu orientieren zu müssen. Mit der Einrichtung und Eröffnung des Museums wurden jedoch alle Wunden der Trennung geheilt und Schmidt-Voigt konnte sein „neues Haus" betreten. Das Präsentieren seiner Ikonen in einem eigens dafür eingerichteten Museum markierte den Höhepunkt seines Lebens als Sammler.

Das Museum bot zudem eine weitere Möglichkeit für Schmidt-Voigt. Der begnadete Violinspieler setzte seine Begabung in einer Reihe von Konzerten klassischer Musik um, die sich eines großen Publikumszulaufs erfreuten. Für den Stifter selbst war es stets mit einem Hochgefühl verbunden, umgeben von seinen Ikonen aufzutreten.

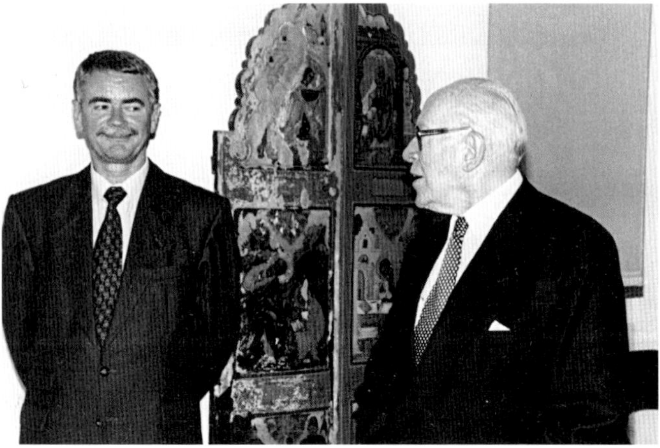

Dr. Jörgen Schmidt-Voigt im Gespräch mit Prof. Arne Effenberger, Direktor des Museums für Spätantike und Byzantinische Kunst Berlin, anlässlich der Ausstellungseröffnung Made in Heaven. Ikonen aus der Sammlung des Bode-Museums *im Ikonen-Museum 2000.*

Im Laufe der Jahre entstand eine stabile Verbindung zwischen der Präsentation des eigenen Ikonenbestandes und der Durchführung der Sonderausstellungen sowie dem Abhalten von Seminaren, Fachvorträgen und Konzerten. Diese vielfältigen Tätigkeitsbereiche des Ikonen-Museums Frankfurt spiegeln bis heute die Leidenschaften

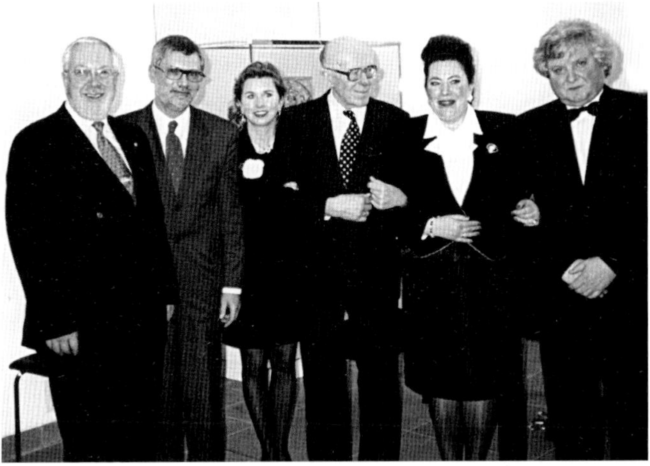

Nach einem Musikkonzert im Ikonen-Museum 1996. V. l.: Stadtverordnetenvorsteher Helmut Reichmann, Leiter des Ikonen-Museums Richard Zacharuk, Dr. med. Sibylle Schelle, Jörgen Schmidt-Voigt, Elena Schmidt-Voigt, Pianist Boris Levantovich

des Stifters wider: seine herausragende Ikonensammlung, sein erfülltes Berufsleben als international anerkannter Arzt sowie seine Begabung als passionierter Musiker.

Es war wohl göttliche Fügung

Dr. Alexander Schkurko, Generaldirektor des Staatlichen Historischen Museums Moskau

Wenn ich mich jetzt an die Jahre meiner Bekanntschaft mit Dr. Jörgen Schmidt-Voigt zurückerinnere, denke ich an die besonderen Begabungen, mit denen dieser Mensch beschenkt wurde. Es war wohl göttliche Fügung, dass wir uns trafen.

Wir lernten uns aufgrund seiner Liebe zu russischen Ikonen kennen. Beide besaßen wir eine ausgeprägte Sammlerleidenschaft und einen unermüdlichen Forschergeist. Uns vereinte zudem die langjährige Zusammenarbeit mit dem Ikonen-Museum, das dank der großzügigen Schenkung Dr. Schmidt-Voigts in der Stadt Frankfurt am Main gegründet wurde.

Je besser wir uns kennenlernten, desto mehr offenbarte sich die Vielfältigkeit seiner Natur. Dr. Jörgen Schmidt-Voigt war ein hervorragender Kardiologe und Therapeut, in den 60er- und 70er-Jahren wurde er oft zur Behandlung hoher politischer Persönlichkeiten der Sowjetischen Union eingeladen. Sein ärztliches Geschick und seine menschliche Wärme spürte auch ich am eigenen Leib. Und er war Musiker. Mir war es nicht vergönnt, eines seiner Konzerte erleben zu dürfen, doch heute höre ich die damaligen Aufnahmen und erkenne ohne Zweifel sein musikalisches Talent als weitere Ausprägung seines reichen Wesens.

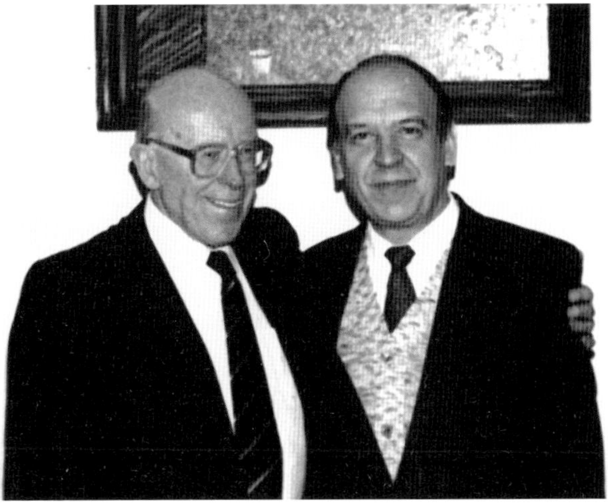

Gute Freunde: Jörgen Schmidt-Voigt und Alexander Schkurko

In meiner Erinnerung bleibt Dr. Schmidt-Voigt ein bescheidener und hochintelligenter Mensch, der dank seines Wirkens eine bedeutende Rolle in der Geschichte der russisch-deutschen humanitären und kulturellen Zusammenarbeit gespielt hat.

Heilpraktiker der menschlichen Seelen

Tamara Igumnova, Stellvertretende Generaldirektorin des Staatlichen Historischen Museums Moskau

Dr. Jörgen Schmidt-Voigt ist mir als eine einzigartige Persönlichkeit im Bereich der humanitären und kulturellen Beziehungen zwischen Russland und Deutschland in Erinnerung geblieben. Er war nicht nur ein sehr gebildeter Mensch, sondern zudem ein hervorragender Arzt und „Heilpraktiker der menschlichen Seelen“. Dr. Schmidt-Voigts Einfühlungsvermögen zeigte sich auch in seinem Wirken als talentierter Musiker, Sammler und Kunsthistoriker. In jeder dieser Sparten trat er nicht als Laie auf, sondern als ausgesprochener Fachmann.

Seine Kenntnisse über die russischen Ikonen waren für mich persönlich eine bereichernde Erfahrung. Mehrere Jahrzehnte lang sammelte Dr. Schmidt-Voigt seltene russische Ikonen aus dem 17. bis 19. Jahrhundert und er beschäftigte sich mit deren Verbindung zur Medizin. Diese außergewöhnliche Perspektive eröffnete ein neues Forschungsgebiet im Bereich der sakralen Kunst, das vorher weder in Russland noch im Ausland untersucht worden war.

Die von Dr. Schmidt-Voigt verfasste Publikation *Ikonen und Medizin* (Basel 1994) fasst die Ergebnisse seiner langjährigen Arbeit zusammen. Trotz der Tiefe des Themas ist das Buch sehr leicht zu lesen. Es weckte sowohl das Interesse von Fachleuten als auch von allen, die sich für die russische Kunst und die Probleme der Medizingeschichte interessierten. Wie schade, dass dieses Buch bislang noch nicht in die russische Sprache übersetzt wurde!

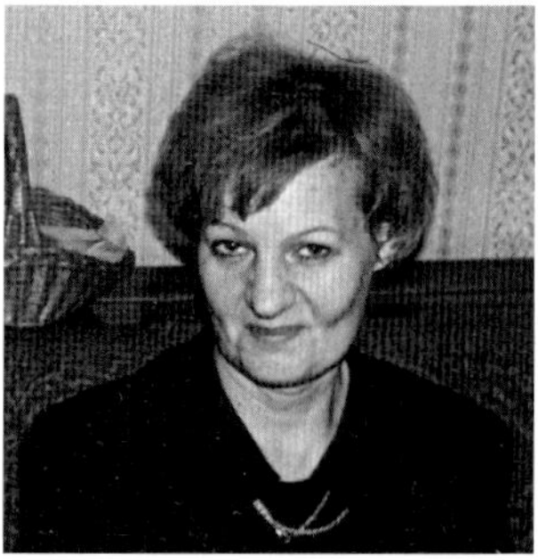

Tamara Igumnova zu Besuch bei Elena und Jörgen Schmidt-Voigt, 1993

Mit großer Begeisterung widmete Dr. Schmidt-Voigt sich dem Ikonen-Museum der Stadt Frankfurt am Main, welches durch die Schenkung seiner herausragenden Sammlung gegründet werden konnte. Unsere Zusammenarbeit mit dem Ikonen-Museum war dank seines persönlichen Engagements äußerst erfolgreich und hat allen Beteiligten viel Freude gemacht.

Dr. Schmidt-Voigt war ein wunderbarer Mensch mit einem großen Herz, das der russischen Seele sehr nahekommt. Als solcher bleibt er in Erinnerung von vielen Repräsentanten der russischen Kultur, mit denen er in seinem Leben verbunden war.

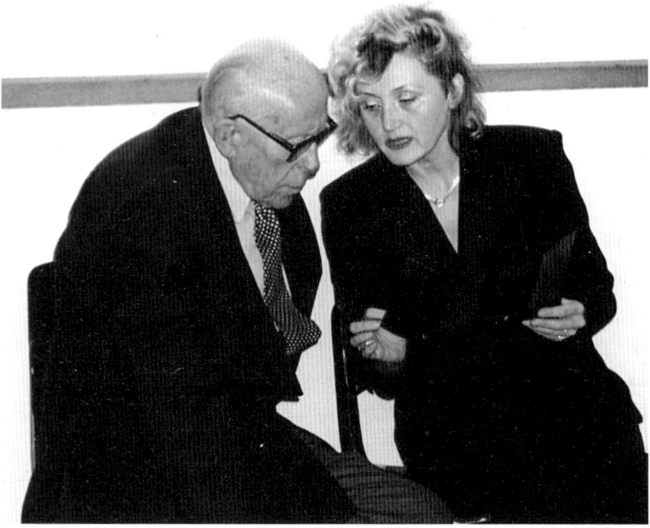

Jörgen Schmidt-Voigt und Snejanka Bauer ins Gespräch vertieft 1999

Dr. Jörgen Schmidt-Voigt. Arzt, Musiker und Mäzen

Dr. Snejanka Bauer, Wissenschaftliche Mitarbeiterin und Kuratorin des Ikonen-Museums der Stadt Frankfurt a.M.

Gibt man den Namen Jörgen Schmidt-Voigt in eine Internet-Suchmaschine ein, werden rund 47.000 Einträge angezeigt: Sie verweisen auf den Stifter des Frankfurter Ikonen-Museums, auf Artikel des Deutschen und Hessischen Ärzteblattes und auf Medizinbücher wie *Der Herzinfarkt* oder *Das Gesicht des Herzkranken*. Des Weiteren beinhaltet die Liste Buchtitel, die im Grenzbereich zwischen Medizin und Kunst liegen, beispielsweise *Ikonen und Medizin* oder *Russische Ikonen-Malerei und Medizin*. Auch Musikträger mit Konzertaufnahmen erscheinen unter dem Namen Schmidt-Voigt.

Handelt es sich hierbei um unterschiedliche Personen mit dem gleichen Namen? Nein, alle diese Internet-Einträge verweisen auf ein und dieselbe Person: Dr. Jörgen Schmidt-Voigt, den international bekannten Kardiologen, Gründer des Ikonen-Museums in Frankfurt und leidenschaftlichen Musiker, der 2004 im Alter von 88 Jahren starb. Doch diese Einträge kommen kaum dem Menschen nahe, den ich persönlich erleben durfte. Das Virtuelle kann seine witzigen Bemerkungen, sein Schmunzeln, seine leise lachenden Augen nicht wiedergeben.

Als ich meine Tätigkeit als Kuratorin und wissenschaftliche Mitarbeiterin am Ikonen-Museum in Frankfurt begann, wollte ich mehr über den Ursprung der Sammlung erfahren. Deshalb fuhr ich nach Königstein, zu dem Mann, der seine Ikonen der Stadt Frankfurt gestiftet hatte. Ich zeigte ihm Abbildungen seiner Ikonen und er erzählte mir ihre Geschichten. Die gemeinsame Ikonen-Begeisterung brachte uns schnell ins Gespräch.

Wir stellten bald fest, dass eine Art Seelenverwandtschaft zwischen uns bestand. Wir beide hatten ähnliche Kindheitserlebnisse mit Gottesmutterdarstellungen, die man als traumatisch bezeichnen könnte: Als Kind verweilte er einmal mit seinen Eltern in einem Schwarzwälder Hotel. In seinem Zimmer hing an der Wand ein Bild der Gottesmutter. Ihr Gesichtsausdruck machte dem kleinen Jörgen Angst und deshalb mussten die Eltern es verhängen. Ich wiederum erzählte ihm, wie ich – ebenfalls als kleines Kind noch in Bulgarien – weinen musste, als ich in die traurigen Augen der Gottesmutter auf Ikonen blickte.

Es gab eine weitere überraschende Parallele: Sowohl seine Mutter als auch meine Mutter waren Opernsängerinnen. Beide hatten als Solistinnen am Wiesbadener Opernhaus gesungen.

Eine schwere Entscheidung

Ohne Zweifel hatte Schmidt-Voigt von seiner Mutter die musikalische Ader erhalten. Von seinem Vater, dem Oberstudienrat und stellvertretenden Schulleiter in Frankfurt, mag er eher die sachlich klare Ratio und seine Liebe zur Naturwissenschaft mitbekommen haben. Das Interesse an Medizin und Musik hatten schon den jungen Gymnasiasten ergriffen. Das geht aus den *Gesammelten Aufsätzen* hervor, die Schmidt-Voigt seinem Vater zu Weihnachten

1935 schenkte.[1] Die Aufsätze des Untertertianers belegen eine große Beobachtungsgabe und verweisen in vielem schon auf den zukünftigen genialen Diagnostiker. Sie sind aber auch voller Humor, etwa dann, wenn er über das geordnete Chaos auf seinem Schreibtisch schreibt, denn er „ist sehr voll und gefällt mir gut. Es ist ein langer Tisch mit einer Decke darauf. Es sind sehr viele Bücher und Zeitschriften darauf, die ich aus des Vaters Papierkorb genommen habe".

Beim Durchblättern der Untertertianer-Geschichten musste ich an Erich Kästners *Fliegendes Klassenzimmer* denken, das in der gleichen Periode – 1933 – entstanden ist. Ich stelle mir lebhaft vor, wie die Jungs durch die Schulgänge toben und lauter Flausen im Kopf haben, nur nicht den Unterrichtsstoff.

Auch der junge Jörgen maß der schulischen Ausbildung wenig Bedeutung zu, doch nicht, weil er Unfug plante, sondern weil er schon damals angefangen hatte, ferne Horizonte zu erreichen. Wie sich Jörgen ausdrückte, hatte die Schule kaum einen nachhaltigen Eindruck auf ihn, weil er seinen „eigenen Neigungen nachging. Um die Zeit etwa, in der ich die Untertertia (1930) besuchte, erwachte meine Freude an der Medizin. Mit Ernst und Eifer betrieb ich ihr Studium und setzte bald unseren Hausarzt mit meinen Kenntnissen in Erstaunen. Ich verfasste einige kleine Schriften über medizinische Fragen, vertrieb sie bei Verwandten und Bekannten und erwarb von dem Erlös mancherlei Instrumente. Mein Vetter war dann das Opfer, an dem diese Neuanschaffungen erprobt wurden".

1 Die zu einem Büchlein gebundenen Schriften befinden sich im Archiv von Dr. Schmidt-Voigt. Sie umfassen einen Zeitraum von 24. Dezember 1927 bis 30. November 1935. Ohne Seitennummerierung.

Der jüdische Hausarzt, von dem Jörgen in den Aufzeichnungen schreibt, hatte seinen zuckerkranken Vater mehrfach auch in der Nacht besucht, um Insulin zu spritzen, und ihm damit das Leben gerettet. Nach diesem Schlüsselerlebnis und einem Gespräch mit seiner Mutter über potenzielle Berufe beschließt Jörgen, sich intensiver mit Medizin zu befassen. Zu diesem Zweck leiht er sich Medizinbücher aus, liest sie und listet alle Krankheiten und Heilverfahren alphabetisch geordnet in Notizbücher auf. Mit dem ihm eigenen trockenen Humor stellt er dann sachlich fest, dass er „die Medizin auch ernstlich" betreibe, doch, fügt er hinzu, noch wenig Möglichkeit gehabt habe, sie auch praktisch anzuwenden. Sein erster Patient ist denn sein Vetter Wolfgang, den Schmidt-Voigt oben auch als sein erstes „Opfer" bezeichnet. Der Vetter habe über „akute Leibschmerzen" geklagt. Die Diagnose: „eine leichte chronische Appendicitis." Weitere „Patienten" folgen: die Mutter und andere Verwandte. Schmidt-Voigt beschreibt genau deren Krankheitsverlauf und die Fachterminologie unterscheidet sich kaum von der eines ausgebildeten Mediziners.

Man stelle sich die Komik der Situation vor, wie der kleine Jörgen seine Patienten gewissenhaft untersucht und auch behandelt. Jörgen beschreibt, dass seine Mutter „an starken Schmerzen am Fuß leidet, da hier ein Knochen wegen schlechten Schuhwerkes aus seiner Lage gesprungen ist. Ich half dem Übel durch Jodpinselung auf die entzündete Stelle ab. Als letzter Patient wäre noch Frieda, unser dienstbarer Geist, zu nennen. Da sie eines Tages sehr starke Kopfschmerzen hatte, wandte sie sich auch an mich. Ich stellte eh bald eine sekundäre Erkältung fest, die mit dem medizinischen Ausdruck ‚Katarrh' bezeichnet wird …" So entdeckte Schmidt-Voigt seine Leidenschaft für die Medizin.

Und die Musik? Seinen Erzählungen nach ging der Klavierunterricht leichter voran als der anfängliche Geigenunterricht. Denn sein erster Geigenlehrer musste „bald ersetzt werden". Gründe nennt er dafür nicht. Umso mehr schreibt er über seinen Klavierlehrer: „Kommen wir dann endlich in das Klavierzimmer, so schnürt er sich erst umständlich die Schuhe auf, weil er so dicke Füsse hat, daß es gar nicht so große Stiefel gibt, die ihm ungefähr passen würden. Überhaupt ist er so ‚dünn', daß er kaum zu der Türe herein kommt. Zuerst spielen wir stets Fingerübungen. Dabei fragt er gewöhnlich: ‚Nun Freund, was gibt es Neues im Verein?' Dann unterhalten wir uns über allerlei Neuigkeiten, die in der Welt vorgegangen sind. Hierbei kann er nie genug hören. Wenn dann die Stunde vorüber ist, so dauert es sehr lange, bis er endlich wieder aus dem Haus gegangen ist …"

Doch anscheinend sah der heranwachsende Junge kein nachahmenswertes Vorbild in dem gesprächigen Lehrer. Ganz anders dagegen war Schmidt-Voigts zweiter Geigenlehrer, Konzertmeister am Frankfurter Opernhaus. Von ihm war Jörgen nachhaltig beeindruckt, denn er schreibt, dass das Geigenspiel unter seiner Anleitung zeitweilig sogar die Liebe zur Medizin verdrängt habe. Jörgen Schmidt-Voigt beendet seine Aufsätze mit einem Text, in dem er trotz des Rats des international bekannten Musikers Edwin Fischer[2] den Entschluss fasst, sich der Musik nicht professionell zu widmen. Obwohl ihn beide

2 Edwin Fischer (1886–1960), Schweizer Pianist, Dirigent und Musikpädagoge. Bekannt geworden durch Interpretationen von Bach und Beethoven. Schüler von Martin Krause, der wiederum Schüler von Franz Liszt war.

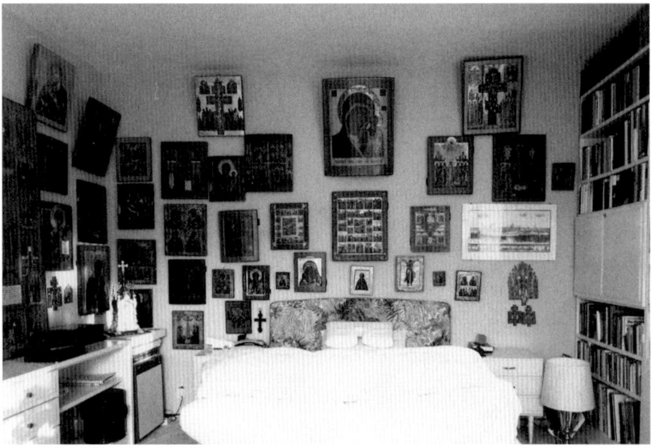

Jede kleine Ecke von Schmidt-Voigts Haus bot Platz für die Ikonen.

Gebiete anziehen würden, sei er „wieder zurückgekehrt zu der schon vor sechs Jahren betriebenen Beschäftigung, zur Medizin, die mir nun zur Lebensaufgabe werden soll."

Schmidt-Voigt war 18 Jahre alt, als er den letzten Aufsatz 1935 verfasste. Er sollte ein international bekannter Herzspezialist werden, der eine Vielzahl von Patienten behandelte – darunter auch bekannte Politiker aus dem Kreml. Doch trotz seiner Entscheidung für die Medizin sollte ihn die Musik zeit seines Lebens nicht mehr loslassen: Neben seinen eigenen Konzerten initiierte er die ersten Musikbeiträge in dem von ihm gegründeten Ikonen-Museum.

Schmidt-Voigts Leidenschaft für Ikonen

Schmidt-Voigt hatte im Laufe von Jahrzehnten Hunderte Ikonen angesammelt. Der Leiter des Ikonen-Museums, Dr. Richard Zacharuk, erzählt, was für einen Eindruck die

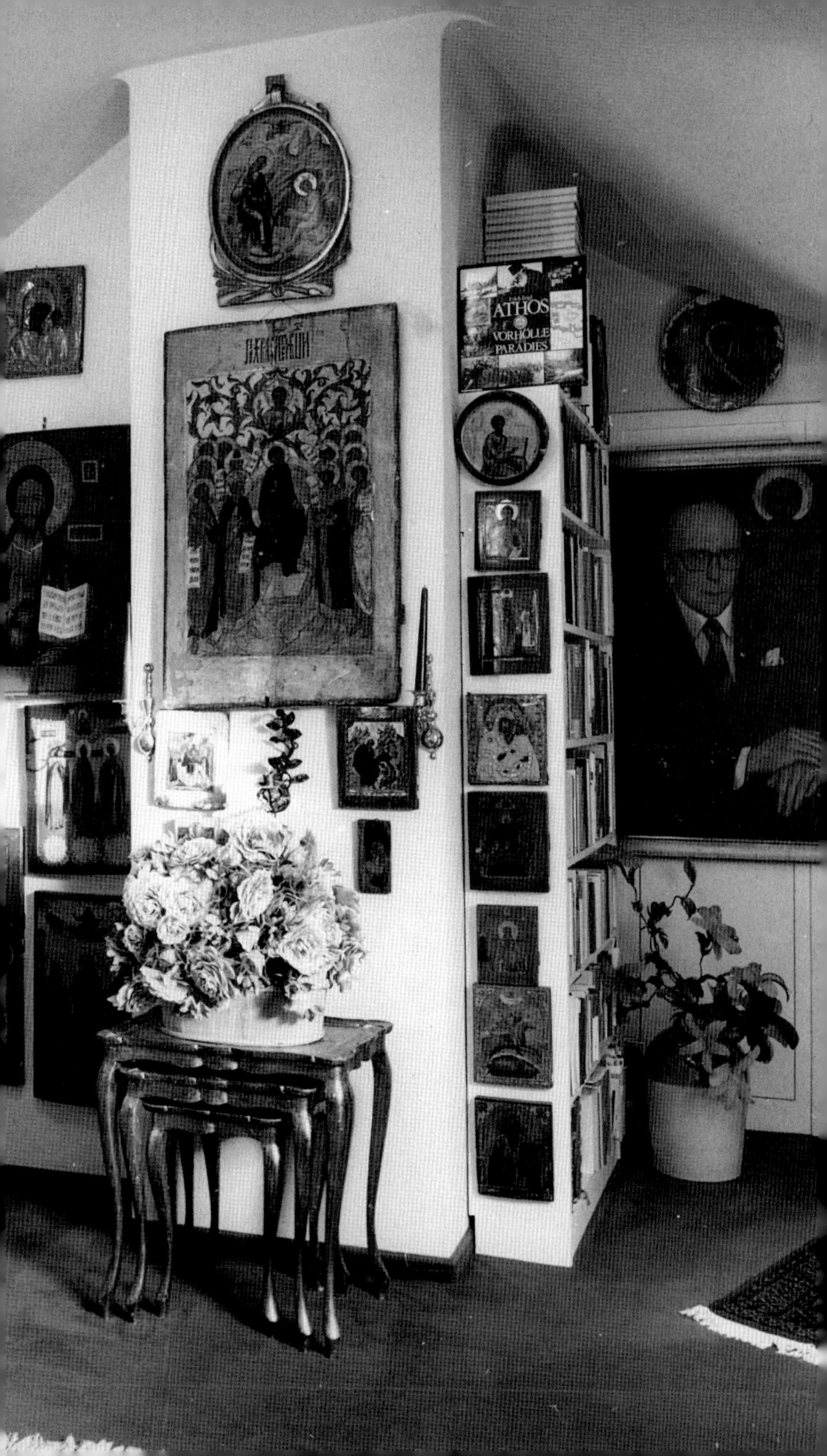
ATHOS
VORHÖLLE
PARADIES

unzähligen Ikonen auf ihn machten, als er das erste Mal das Haus von Dr. Schmidt-Voigt besuchte: „Es gab keinen freien Zentimeter Wand zu sehen. Alles war voll mit Ikonen. Große Ikonen und miniaturhafte Ikonen, gemalte auf Holz oder gegossene in Metall, überall waren sie zu sehen. Sogar auf der Toilette hingen sie an der Wand."

Wie kam diese Sammlung zustande? Im Jahr 1955 erschien Schmidt-Voigts *Atlas der klinischen Phonokardiographie*, ein Fachbuch über die Erkennung von Herzfehlern, bestimmt für die Ausbildung angehender Ärzte und die Weiterbildung von Kardiologen. Diese Publikation wurde schon bald auch in der Sowjetunion als so bedeutsam erachtet, dass sie als Pflichtlektüre an den medizinischen Fakultäten galt. Als Schmidt-Voigt 1958 wegen einer Medizin-Tagung in die Sowjetunion reiste, wurde er gebeten, den damaligen Patriarchen Alexej I. zu untersuchen. Bei dieser Gelegenheit führte Alexej I. den Gast durch das Dreifaltigkeitskloster von Sergijev Possad, das ehemalige Kloster Sagorsk. Da fiel der Blick des Herzspezialisten auf eine Ikone, die ihn tief bewegte. Sie zeigte die Gottesmutter, wie sie neben dem Bett eines kranken Klerikers steht und ihn aus ihrer entblößten Brust Milch ins Gesicht spritzt. Die *Heilung eines Klerikers* faszinierte den Arzt aus dem Westen. Alexej I. bemerkte das und schenkte ihm die Ikone. Dieses Erlebnis mar-

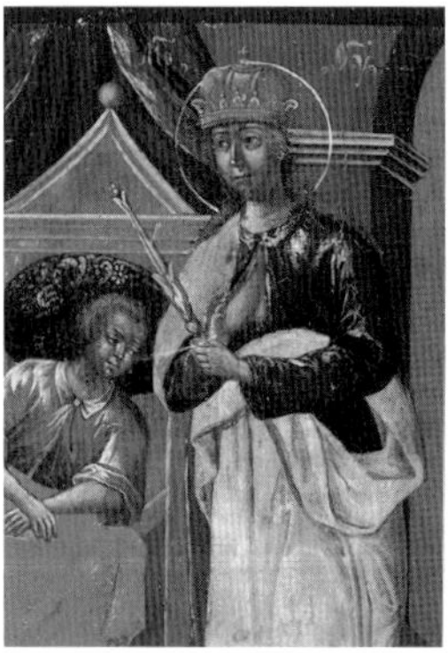

Die Ikone Heilung eines Klerikers *bekam Schmidt-Voigt 1964 als erstes Stück seiner Sammlung von Patriarch Alexej I. geschenkt.*

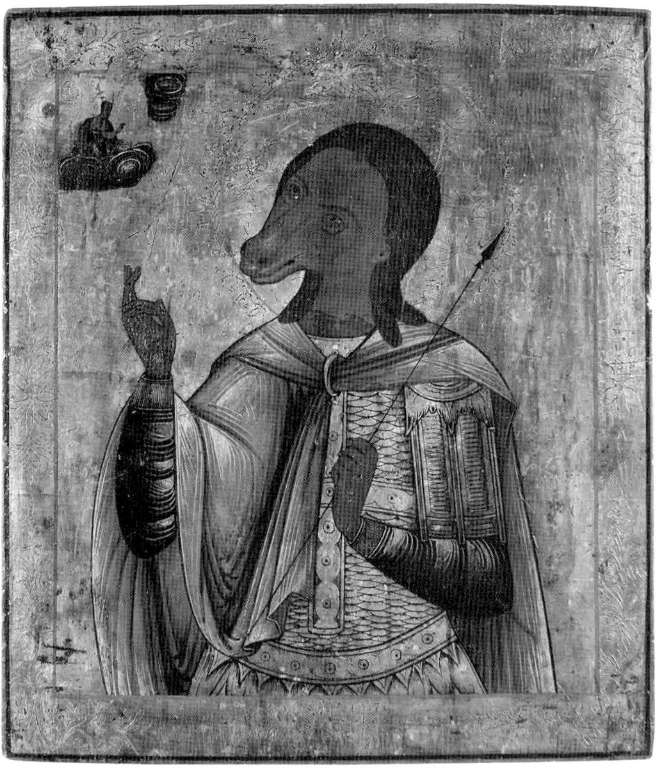

Der russische Maler Ilja Glasunov schenkte Schmidt-Voigt als Dank für seine medizinische Betreuung die Ikone Hl. Christophoros Kynokephalos, *Russland um 1850.*

kiert den Beginn der Sammlerleidenschaft von Jörgen Schmidt-Voigt.

In den folgenden Jahrzehnten sammelte Schmidt-Voigt fast 1000 Ikonen und schrieb mehrere Bücher über sie. Sein besonderes Augenmerk richtete er auf die Verbindung von Medizin und Ikone. Tatsächlich stecken die religiösen Darstellungen der Ikone voller medizinischer Themen. Die Palette reicht von Krankheiten über Kin-

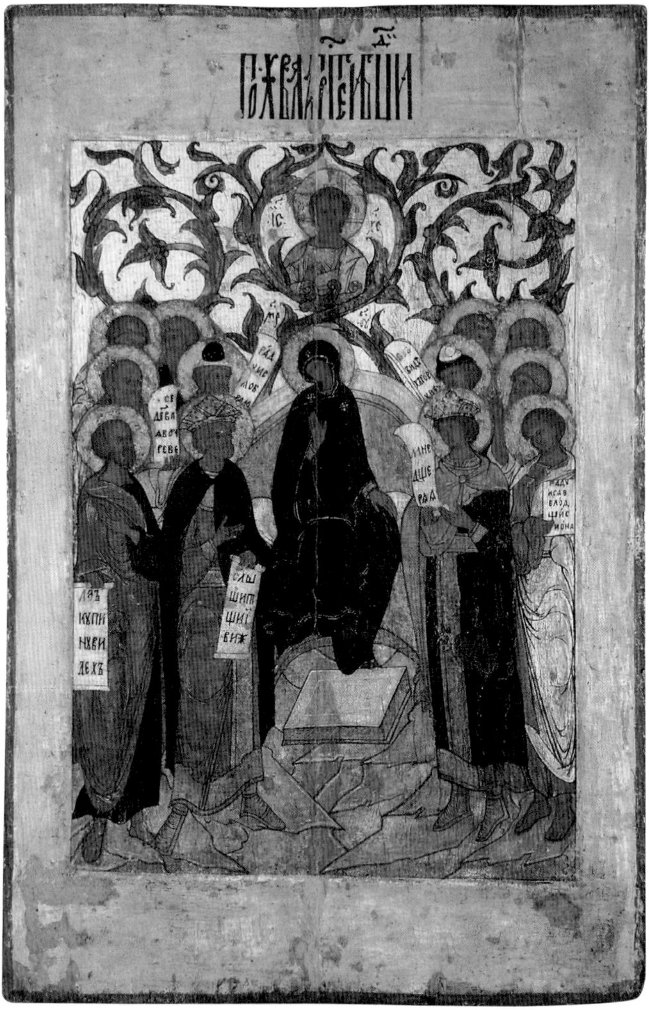

Ilja Glasunov schenkte Schmidt-Voigt die Ikone Lobpreisung der Gottesmutter, *Russland Ende 16. Jh., mit den Worten: „Wenn Du sie verkaufst, kannst Du Dir eine Stradivari leisten.“*

derlosigkeit und Geburt bis hin zu Transplantationen und psychischen Erkrankungen. Besonders beeindruckt haben den Arzt auch die *Anargyroi*, die Geldverächter, jene frühchristlichen Ärzte, für die das im Matthäusevangelium überlieferte Gebot Jesus galt: „Macht Kranke gesund, weckt Tote auf, reinigt Aussätzige, treibt böse Geister aus. Ihr sollt nicht Gold noch Silber noch Kupfer in euren Gürteln haben."

Auch Schmidt-Voigt wollte sein Helfen in erster Linie als Akt der Nächstenliebe verstanden wissen. Von vielen seiner russischen Patienten nahm er kein Geld. Manch einer schenkte ihm aber zum Dank eine Ikone, so etwa der russische Maler Ilja Glasunov, der ihm 30 Ikonen, unter anderem den *hl. Christophoros Kynokephalos* und die *Lobpreisung der Gottesmutter* anvertraute. Die Sammlung des Herzspezialisten wuchs stetig an, nicht zuletzt durch gezielten Ankauf. Dieser Erwerb habe ihn vor „unredlichem Leben in Saus und Braus, vor Alkohol und Zigaretten, vor dem Häuschen in Tessin" beschützt, scherzte Schmidt-Voigt.

Das Jahr 1986 sollte ein Wendepunkt im Leben des Mediziners werden. Als der Arzt schwer erkrankte, vermachte er kurz vor der entscheidenden Operation seine Sammlung der Stadt Frankfurt, die die Exponate im neu gegründeten Ikonen-Museum ansiedelte. Als er sich am 22. April 2002 ins *Goldene Buch der Stiftungen der Stadt Frankfurt* eintrug, äußerte er sich über die damaligen Beweggründe: „Manchem mag in unserer egozentrisch geprägten Gesellschaft dieser Entschluss geradezu als ein psychiatrisches Unterfangen vorkommen ... und heute möchte ich nur allen, die es vermögen, einen solchen Stiftungsentschluss als nachahmenswertes Beispiel an das Herz legen, denn nicht der ist reich, der viel besitzt, sondern jener, der mit noch warmer Hand viel gibt. Zu Nutz und Frommen seiner Mitmenschen. Nur der hat sein Leben am besten verbracht, der anderen hat Freude und Hilfe gebracht."

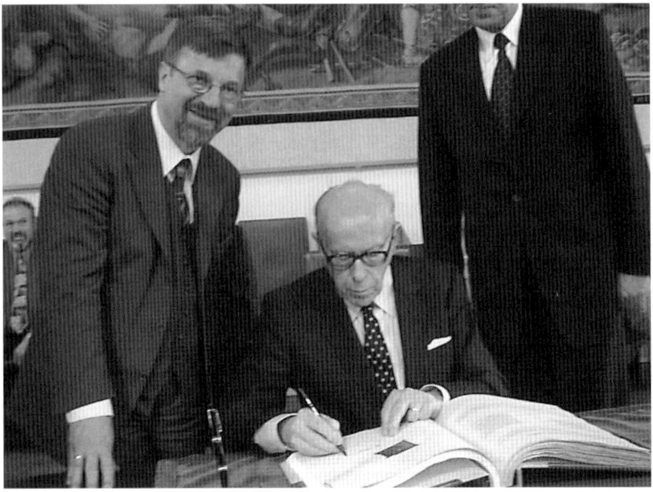

Jörgen Schmidt-Voigt trägt sich 2002 in das Goldene Buch der Stiftungen *ein. Links: Kulturdezernent Dr. Hans-Berhard Nordhoff*

Und tatsächlich hat Schmidt-Voigt den vielen Menschen Freude bereitet, die das Ikonen-Museum besuchen. Seine Entscheidung ist auf fruchtbaren Boden gefallen: Zusammen mit Dauerleihgaben aus den Staatlichen Museen zu Berlin, dem Museum für Spätantike und Byzantinische Kunst, wie auch aus Privatbesitz, verfügt das Frankfurter Ikonen-Museum heute über eine sehr hochwertige Ikonen-Sammlung.

Internationale Auszeichnungen und Ehrungen

Schmidt-Voigt hat für seine Verdienste viele Ehrungen erhalten. Von der Deutschen Ärzteschaft erhielt er die Vesalius-Gedenkmünze und von der Bundesärztekammer die Ernst-von-Bergmann-Plakette. Es folgten die Wischniewski-Plakette, das Bundesverdienstkreuz Erster Klasse, die Ehrenplakette der Landesärztekammer Hessen, die Goethe-Plakette der Stadt Frankfurt und die Dr.-Gerhard-Ritter-Medaille des Kraftfahrverbands Deutscher Ärzte. Über seine Auszeichnungen sprach Schmidt-Voigt nie, da war er viel zu bescheiden. Und so kam es, dass die Frankfurter Öffentlichkeit nicht erfuhr, dass Schmidt-Voigt im Jahr 2000 vom russischen Patriarchen Alexej II. in Moskau mit dem *Orden des heiligen Sergius von Radonesch*[3] für das Gründen des Ikonen-Museums in Frankfurt ausgezeichnet worden war. Ich erfuhr von dieser Auszeichnung zwei Jahre später zufällig durch den Direktor des Staatlichen Historischen Museums in Moskau, Alexander Schkurko. Ich erkannte sofort die große Bedeutung dieser Ehrung: Denn diese Auszeichnung ehrt nicht nur den Empfänger – Patriarch Pimen hatte den Orden erhalten und Patriarch Alexej II., auch der

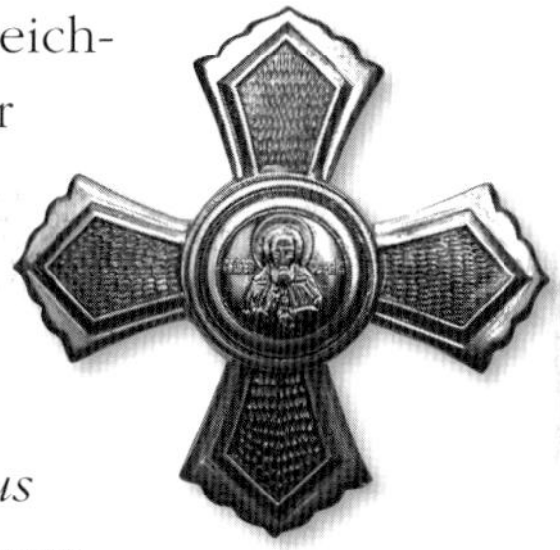

3 Der Orden existiert seit dem 26. Dezember 1978. Er wurde anlässlich der 600-Jahrfeier der Schlacht auf dem Kulikovo Pole am Don zum ersten Mal verliehen. Damals gelang dem Moskauer Großfürsten Dmitrij Donskoj (1359–1389) erstmals ein Sieg über das aus dem Mongolenreich hervorgegangene Tatarenkhanat der Goldenen Horde. Sergius von Radonesch (1314–1392) hatte Großfürst Dmitrij Donskoj vor der Schlacht gesegnet. Der Sieg über die Tataren wurde deshalb ihm, Sergius von Radonesch, zugeschrieben. Aber nicht nur deswegen wird er in Russland als Nationalheiliger verehrt. Als Begründer des Dreifaltigkeits-Sergius-Klosters (Troitza-Sergieva-Lavra) in Sagorsk bei Moskau und vieler anderer Klöster im ganzen Land wirkte Sergius von Radonesch politisch für die Einigkeit des Landes. Er gilt als der berühmteste Mönchsheilige der russischen Kirche. Seit 1450 wird er in ganz Russland verehrt und hat viele Nachahmer gefunden. Der russische Maler Andrej Rubljov war einer seiner Schüler. Rubljov schuf für das Dreifaltigkeitskloster die wohl berühmteste russische Ikone – die hl. Dreifaltigkeit.

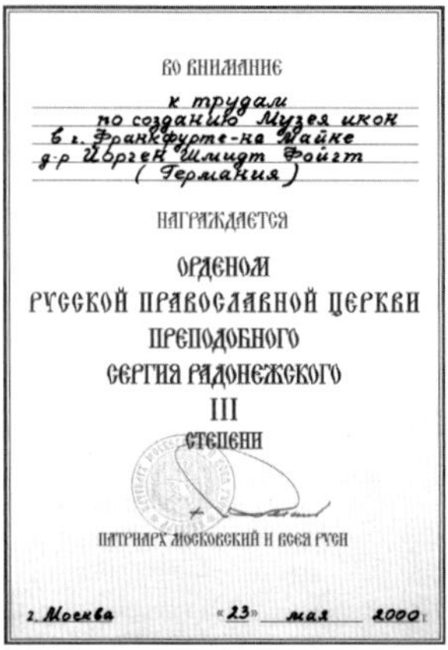

ВО ВНИМАНИЕ
к трудам
по созданию Музея икон
в г. Франкфурте-на-Майне
д-р Йорген Шмидт Фойгт
(Германия)
НАГРАЖДАЕТСЯ
ОРДЕНОМ
РУССКОЙ ПРАВОСЛАВНОЙ ЦЕРКВИ
ПРЕПОДОБНОГО
СЕРГИЯ РАДОНЕЖСКОГО
III
СТЕПЕНИ
ПАТРИАРХ МОСКОВСКИЙ И ВСЕЯ РУСИ
г. Москва «23» мая 2000 г.

Beurkundung des Ordens des heiligen Sergius von Radonesch*, der Schmidt-Voigt im Jahr 2000 vom russischen Patriarchen Alexej II. in Moskau verliehen wurde.*

bekannte russische Filmemacher Nikita Michalkov –, es legitimiert letztlich auch das Frankfurter Ikonen-Museum.

Als ich Schmidt-Voigt auf den Orden ansprach, bestätigte er den Erhalt lächelnd. Auf mein Bitten hin, zeigte er mir Orden und Urkunde. Schmidt-Voigt saß schweigend daneben. Ich schaute zu ihm auf. Er zuckte die Achseln. Wieder seine Bescheidenheit …

So schenkte Schmidt-Voigt der Stadt Frankfurt ein Ikonen-Museum, das heute überall in der Welt anerkannt und bestens vernetzt ist. Schmidt-Voigts freundschaftliche Verbindungen zu Russland setzen sich heute fort in den engen Beziehungen, die das Ikonen-Museum beispielsweise mit einem der größten Museen der Welt pflegt: dem Staatlichen Historischen Museum in Moskau. Mit seinen rund vier Millionen Exponaten besitzt dieses Museum Tausende Jahre alte Zeugnisse aus dem Leben des riesigen russischen Imperiums. Dank der guten Kontakte zu seinem Direktor Alexander Schkurko und der stellvertretenden Direktorin Tamara Igumnova gelang es, viele Schätze des Museums der Frankfurter Öffentlichkeit zu präsentieren.

„Sand im Kugellager des Nationalsozialismus"

Eines Tages rief mich Dr. Hans Böckler an, er habe wichtige Informationen über Schmidt-Voigt aus Staatsarchiven zusammengetragen. Dr. Böckler sei zwar weder Historiker noch Kardiologe, auch Ikonensammler sei er nicht. Aber er habe Schmidt-Voigt 1942 getroffen. Ich horchte auf. Denn über vieles habe ich mich mit Schmidt-Voigt unterhalten, vieles hat er mir erzählt, doch über die Zeit des Nationalsozialismus haben wir nie gesprochen. Dr. Böckler zeigte mir Unterlagen, die Schmidt-Voigts distanzierte Haltung zum Nationalsozialismus belegen. Als „Sand in das Kugellager des Nationalsozialismus zu streuen" bezeichnete Schmidt-Voigt seine damalige Arbeit.

Das Treffen mit Dr. Böckler war für mich der ursprüngliche Anlass, dieses Buch zu veröffentlichen. Das zwanzigjährige Bestehen des Ikonen-Museums im Jahr 2010 ist sicher der beste Rahmen, das vorliegende Buch herauszugeben. Die vorliegende Publikation nun nähert sich aus verschiedenen Perspektiven dem Mediziner, dem Musiker und Ikonensammler Schmidt-Voigt, um die Erinnerung an diesen außergewöhnlichen Menschen sowie sein Leben und Wirken zu bewahren.

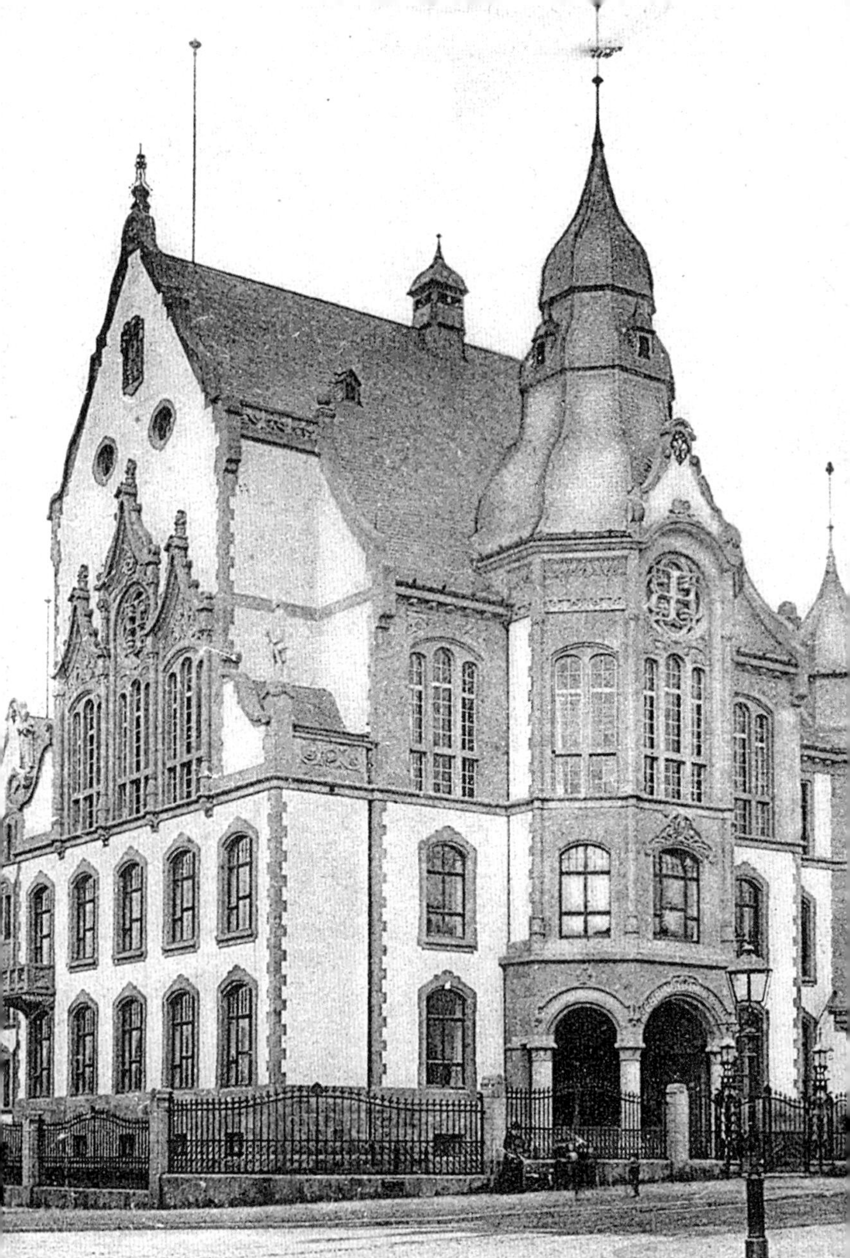

Jörgen Schmidt-Voigts Schule, das Lessing-Gymnasium in Frankfurt a.M.

Wie alles anfing. Die Jugendjahre

Manfred Capellmann, Studiendirektor a. D. Lessing-Gymnasium Frankfurt a. M.

Jörgen Schmidt-Voigt wurde während des 1. Weltkrieges am 13. April 1917 in München als Hans Georg Schmidt „in einer Zeit größter Volksnot und schlimmster Entbehrungen"[1] geboren. Sein Vater Hans Heinrich Schmidt[2], geb. am 28. Juni 1881 in Weilburg a. d. L., hatte von 1900 bis 1905 in Marburg, München, Berlin, Genf und Göttingen Germanistik, Romanistik, Geschichte und evangelische Theologie studiert, die Examina „mit Auszeichnung" bestanden und Ostern 1905 eine Stelle an der Klinger-Oberrealschule in Frankfurt erhalten. Von 1914 an leistete er bei einem bayrischen Regiment zunächst an der Front nach einer schweren Verwundung in München Militärdienst.

Nach dem Ende des 1. Weltkrieges zog die Familie wieder zurück nach Frankfurt, woher die Mutter stammte, sie wurde Opernsängerin am Theater in Wiesbaden, der Vater trat wieder seine Stelle als Studienrat an der Klinger-Oberrealschule an. Aufgrund seiner hervorragenden fachlichen und pädagogischen Fähigkeiten erhielt er 1928 hier die Stelle des Verwaltungs-Oberstudienrats,

1 Jörgen Schmidt-Voigt: Bildungsgang, vorgelegt bei der Meldung zur Abiturprüfung am 30.11.1935, in: Schularchiv des Lessing-Gymnasiums Frankfurt a. M.

2 Den Namen Schmidt-Voigt führte die Familie erst seit 1919, der Vater hatte den Zusatz „Voigt" zu Ehren seines im 1. Weltkrieg gefallenen Schwagers, des Bruders seiner Ehefrau Änne geb. Voigt, angenommen

gleichzeitig wurde er Stellvertreter des Direktors. Nach der Machtergreifung Hitlers wurde die Klingerschule mit der Adlerflychtschule zusammengelegt und am 5. Mai 1933 in Adolf-Hitler-Schule umbenannt. Während der Zeit des Nationalsozialismus behielt er die Stelle als Stellvertreter des Direktors, obwohl er nie Mitglied der NSDAP wurde und von 1923 bis 1933 Mitglied der Frankfurter Freimaurerloge *Zur Einigkeit* gewesen war und dort den *Meistergrad* innegehabt hatte.

Ostern 1923 begann für Hans Georg Schmidt-Voigt das 1. Schuljahr in der Glauburgschule. Über die Zeit in der Grundschule schreibt er selbst: „Hier hatte ich das seltene Glück, in meinem Klassenlehrer, Herrn Nöll, einen Lehrer zu finden, der mit einem festen Wissen und gesunden Wirklichkeitssinn eine bedeutende erzieherische Begabung verband. Diese Fähigkeiten gereichten uns allen zum Segen, auch wenn wir sie damals zuweilen als unbequem empfanden. Neben einem hinreichenden Bestand an Grundkenntnissen erwarb ich mir unter seiner sicheren Führung vor allem die Gewöhnung an planmäßiges Arbeiten. Hierfür kann ich Herrn Nöll nicht dankbar genug sein."[3] Dieses „planmäßige Arbeiten" habe sein Vater frühzeitig unterstützt, insbesondere, seitdem er nach dem 4. Schuljahr auf das Gymnasium überging. Sein Vater habe ihm etwa bei den Hausaufgaben nicht geholfen, stattdessen habe er aber jede Woche eine Art „Rechenschaftsbericht" über das, was er in der vergangenen Zeit in der Schule und für die Schule gearbeitet habe, zusammenstellen und ihm vorlegen müssen.[4]

3 Siehe Anm. 1.
4 Siehe Anm. 1.

Ostern 1927 trat Jörgen Schmidt-Voigt[5] in die Sexta des humanistischen Lessing-Gymnasiums ein, das er 1936 mit der Reifeprüfung wieder verließ. Auf seinen Bildungsgang hatte diese Schule – sicher neben dem Elternhaus – wohl einen entscheidenden Einfluss ausgeübt. Direktor des Lessing-Gymnasiums war Dr. Ernst Majer-Leonhard, selbst Schüler und 1908 Abiturient des Lessing-Gymnasiums, der 1926 mit 36 (!) Jahren unter 47 Bewerbern aus dem gesamten Reichsgebiet als Leiter dieser altehrwürdigen Anstalt ausgewählt und zum Leiter bestellt worden war.[6] Dr. Majer-Leonhard muss ein außerordentlich engagierter und faszinierender Lehrer gewesen sein, der seine ganze Kraft und Zeit seinen Schülern widmete. Er hatte in München, Berlin und Marburg alte Sprachen, Archäologie und evangelische Theologie studiert und über ägyptische Papyri promoviert. Schon in München hatte er zusammen mit anderen Studenten die studentische Volksbildungsbewegung gegründet, nach 1918 begann er mit regelmäßigen Vorträgen beim *Frankfurter Bund für Volksbildung* über antike Kunst und Philosophie. Bald wurde er pädagogischer Berater der *Frankfurter Zeitung*.[7] Nach seinem Dienstantritt als Direktor gelang es ihm bald, aus dem „verstaubten" altsprachlichen Gymnasium, dessen Schließung schon von der Stadt erwogen worden war, eine moderne, attraktive Schule zu machen. Neben den alten Sprachen, auf denen nach wie vor der Schwerpunkt lag, förderte er die modernen Fremdsprachen, ließ sie von *native*

5 Er wird angemeldet unter dem Namen Hans Georg Schmidt-Voigt, seine Zeugnisse lauten jedoch immer auf den Namen Jörgen Schmidt-Voigt. Nach Aussage von Elena Schmidt-Voigt war es die Mutter, die ihren Sohn Jörgen rief und so zu der ständigen Übername des Namens beitrug.
6 Schulamtsakte 3.233 beim Institut für Stadtgeschichte Frankfurt a. M.
7 PA Ernst Majer-Leonhard 206.293 und 206.294 beim Institut für Stadtgeschichte Frankfurt a. M.

speakers unterrichten und richtete Arbeitsgemeinschaften in den Naturwissenschaften Chemie und Physik ein. Er räumte allen künstlerischen Tätigkeiten einen wesentlich größeren Spielraum als früher ein. Dazu gehörten neben dem Musikunterricht ein *Collegium musicum* und Instrumentalkurse für Flöte, Geige und Cello, seine besondere Liebe galt dem Theaterspielen. Jeden Nachmittag, auch in den Ferien, konnten die Schüler in einer *Palaestra* Sport treiben, außerdem legte er einen Schulgarten an, in dem auch Jörgen zwei Beete bearbeitete.[8] Für die gewissenhafte und vorbildliche Bearbeitung seiner Beete erhielt er 1930 den 1. Preis. Dr. Majer-Leonhard verstand es in hervorragender Weise, geistige, musische und körperliche Tätigkeiten seiner Schüler miteinander zu verbinden.[9] In einem Bericht an seinen Vater vom 9. Februar 1930[10] beschreibt Jörgen die erste Griechisch-Stunde, die er bei Majer-Leonhard hatte. Um die Herkunft deutscher Wörter aus dem Griechischen zu verdeutlichen, habe dieser eine „Gespenstergeschichte" erzählt: Als Junge habe er dem Dienstmädchen der Familie einen Schabernack gespielt und mit Streichhölzern eine Teufelsfratze an die Wand ihres Zimmers gezeichnet. Da die Köpfe der Streichhölzer damals noch aus Phosphor bestanden hätten, sei die Zeichnung im Hellen nicht zu sehen gewesen, im Dunkeln habe sie dann geleuchtet und das Mädchen in Angst und Schrecken versetzt. So habe Dr. Majer-Leonhard den Jungen in eindrucksvoller Weise

8 In einem Bericht an den Vater vom 16. Mai 1928 beschreibt er diese von ihm gepflegten Gartenstücke sehr präzise: 1. Beet: 13 Reihen Radieschen, 9 Reihen Rettich, 2 Reihen Karotten, 3 Reihen Petersilie, 5 Reihen Blumen, 2. Beet: 1 Dahlie und der mit Kresse eingesäte Name „Jörgen", Bericht in Privatbesitz.
9 1933 wurde er von den Nationalsozialisten als Direktor abgesetzt und 1937 aus dem Schuldienst entfernt.
10 Bericht im Archiv von Dr. Schmidt-Voigt..

das Wort Phosphor aus den griechischen Wörtern phos = Licht und phoros = tragend erklärt.[11]

Noch bedeutender als die Persönlichkeit Dr. Majer-Leonhards scheint aber der Einfluss seines ersten Klassenlehrers am Lessing-Gymnasium, Prof. Dr. Otto Schumann, gewesen zu sein, der ihn im Laufe seiner Schulzeit durchgehend in wenigstens einem der Fächer Deutsch, Latein, Griechisch und Geschichte unterrichtete und zu dem er auch nach dem Abitur 1936 engen Kontakt hielt. Prof. Schumann galt in der Schule als ein strenger Lehrer und als ein hervorragender Wissenschaftler auf dem Gebiet des Mittellateins. 1928 in diesem Fach wurde er habilitiert und erhielt im selben Jahr einen Lehrstuhl an der Frankfurter Universität. Sicher war er ein Förderer der exakten und akribischen Arbeitsweise, die Jörgen sich schon in der Grundschule angeeignet hatte. Die von Prof. Schumann in der Sexta unterrichteten Sprachen Deutsch und Latein wurden seine Lieblingsfächer und blieben es auch bis zum Abitur, später kamen Französisch, Griechisch und Englisch hinzu. In allen Fremdsprachen hatte er während der gesamten Schulzeit nur gute und sehr gute Noten. Von Anfang an scheint sich Jörgen am Lessing-Gymnasium sehr wohl gefühlt zu haben. Auch bei seinen Mitschülern war er beliebt, schon in der Sexta wurde er von seinen 52 (!) Klassenkameraden zum 1. Vertrauensmann gewählt, er führte das Klassenbuch und verwaltete gewissenhaft die Klassenkasse und den Klassenschlüssel.[12]

11 Die gleiche Geschichte erzählt Dr. Schmidt-Voigt in der Schülerzeitung des Taunus-Gymnasiums Königstein vom Oktober 1957, die als Sondernummer zur Verabschiedung von Dr. Majer-Leonhard als Direktor in Königstein erschien. Er bezeichnet die Stunden bei Dr. Majer-Leonhard „Höhepunkte seines Schülerdaseins".
12 Bericht an seinen Vater vom 5. Februar 1928, Bericht im Archiv von Dr. Schmidt-Voigt..

Neben den Fremdsprachen und dem Deutschunterricht begann die Chemie ihn früh zu interessieren. Schon im Alter von zehn und elf Jahren führte er einfache chemische Versuche durch, gab aber die Beschäftigung mit ihr auf, als er durch einen Unglücksfall beinahe das Daumenende verloren hätte.[13] Etwa im Alter von zwölf Jahren entdeckte er die Medizin und betrieb eifrig ihr „Studium". Er las einfache medizinische Abhandlungen, schrieb ganze Kapitel daraus ab und legte sich so Nachschlagewerke an, die alphabetisch geordnet Krankheiten und Gegenmittel enthielten. Diese kleinen selbst verfassten medizinischen Schriften vertrieb er bei Verwandten und Bekannten und erwarb von dem Erlös mancherlei Instrumente. Seine ersten Patienten waren sein Vetter Wolfgang, seine Mutter und das Dienstmädchen. Seine detaillierten Kenntnisse verblüfften immer wieder den Hausarzt. Auch bei Sportunfällen und Verletzungen in der Schule wurde er als Sanitäter herangezogen.[14]

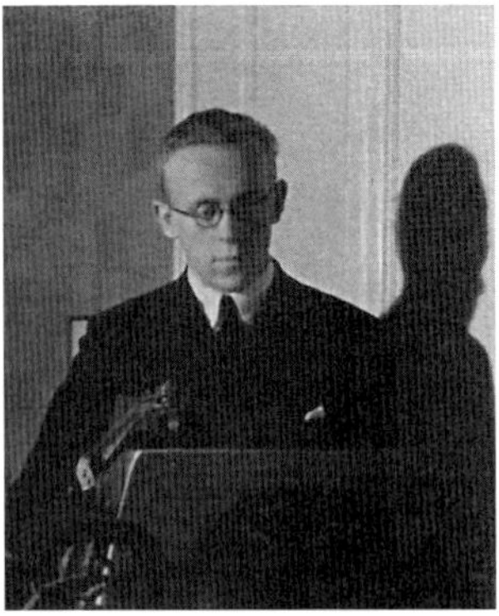

Der junge Schmidt-Voigt beim Geigenunterricht

Nachdem Jörgen schon mehrere Jahre Klavierunterricht erhalten hatte, begann er im Alter von 13 Jahren mit dem Geigenspiel. Da er schnell Fortschritte machte, musste sein erster Lehrer bald durch den Konzertmeis-

13 Siehe Anm. 1.
14 Bericht an seinen Vater vom März 1930, Bericht im Archiv von Dr. Schmidt-Voigt. Vgl. auch seinen Bildungsgang, siehe Anm. 1.

ter des Frankfurter Opernhauses Frings ersetzt werden. Durch das begeisternde Vorbild des neuen Lehrmeisters angeregt, wurde das Geigenspiel in den folgenden Jahren seine führende Freizeitbeschäftigung. Mehrmals trat er bei Schulkonzerten und Feiern als Solist auf. Auch mit theoretischen Fragen der Musik beschäftigte er sich. Im

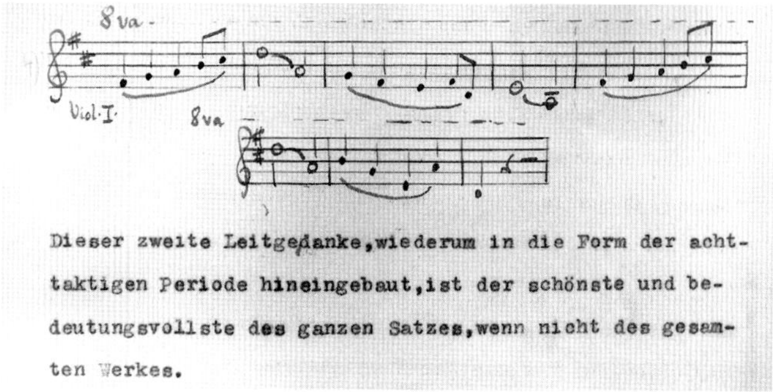

Dieser zweite Leitgedanke,wiederum in die Form der acht-
taktigen Periode hineingebaut,ist der schönste und be-
deutungsvollste des ganzen Satzes,wenn nicht des gesam-
ten Werkes.

Auszug aus der Jahresarbeit Schmidt-Voigts über das Beethovensche Violinkonzert op. 61, *1935*

Sommer und Herbst 1935 verfasste er im Rahmen der Reifeprüfung Ostern 1936 eine umfangreiche Jahresarbeit über das *Beethovensche Violinkonzert op. 61.* Dieses Werk hatte seit mehreren Jahren eine mächtige Anziehungskraft auf ihn ausgeübt, und so bildete die Jahresarbeit, in der er sich nicht nur mit Geschichte und Bedeutung des Konzerts beschäftigte, sondern auch Form und Inhalt analysierte, einen gewissen Schlussstein dieser langen Auseinandersetzung. Die Prüfungskommission für die Reifeprüfung bewertete die Arbeit mit „sehr gut“ und hob in dem Gutachten sein Einfühlungsvermögen in das Werk, die klare Gedankenführung seiner Argumentation und die selbstständige Urteilsfindung hervor.[15] Als Gesamtnote erhielt er in der Reifeprüfung die Note „gut bestanden", er legte Wert darauf, dass in sein Reifezeugnis das Religionsbekenntnis „evangelisch" aufgenommen wurde.

Die Schulzeit von Jörgen Schmidt-Voigt fällt in die Zeit der Weimarer Republik und der beginnenden Hitler-Diktatur. Wie verhielt sich Jörgen Schmidt-Voigt während der Nazi-Zeit? Betätigte er sich politisch? War er in der HJ?

1931 war er unmittelbar nach seiner Konfirmation in die evangelische Pfadfinderschaft des B.K.[16] eingetreten. Zum 1. Juni 1933, als sich abzeichnete, dass es nur noch eine einzige Jugendorganisation geben werde, trat er mit Einverständnis der B.K.-Leitung zum „Jungvolk" (10–14 Jahre alte Jungen in der HJ) über. Zur Begründung gibt er an: „Dieser Schritt ist mir keineswegs leichtgefallen. Aber die Hitlerjugend als alleinige Staatsjugend war im Aufbau begriffen. Durch übergroßen Mangel an geeigneten Führern drohte diese Aufbauarbeit gelähmt zu werden. Ich fühlte mich daher verpflichtet, meine Erfahrung in den Dienst dieser Aufbauarbeit zu stellen."[17] Er übernahm sogleich die Führung eines „Jungzuges" und wurde nach einem halben Jahr „Fähnleinführer", veranstaltete Heimabende und Ferienlager. Er verstand seine Aufgabe in der Führung dieses ihm anvertrauten „Jungzuges" so, „dass er die Jungen zu bilden und zu erziehen habe".[18]

Bald kam es aber zu einer ernsten Auseinandersetzung mit dem HJ-Gebietsführer Kramer, angezettelt von einem seiner Unterführer, und Jörgen wurde die Führung des

15 Unterlagen über seine Abiturprüfung Ostern 1936 im Schularchiv des Lessing-Gymnasiums Frankfurt a. M.
16 B.K. = Bibelkränzchen, Vorgänger der heutigen evangelischen Heliand-Pfadfinderschaft.
17 Siehe Anm. 1.
18 Siehe Anm. 1.

„Fähnleins" entzogen. Er selbst nennt diese Vorgänge „ein bösartiges Ränkespiel", der Absetzungsbefehl wurde aber nach langen Bemühungen wieder zurückgenommen.[19] Von Herbst 1935 bis zum Abitur Ostern 1936 wirkte er dann als HJ-Sonderbeauftragter beim Sozialamt. Was im Einzelnen zu der Absetzung geführt hat, ist unklar, man darf aber vermuten, dass seinen Vorgesetzten die humanistische, antimilitärische Einstellung Schmidt-Voigts nicht gepasst hat. Sowohl von Prof. Schumann als auch von anderen wird später bestätigt werden, dass Jörgen Schmidt-Voigt schon als Jugendlicher eine antinazistische, antimilitärische und demokratische Einstellung gehabt, die HJ-Uniform nur widerwillig getragen habe, sie aber genutzt habe, um Jugendliche in seinem humanistischen, idealistischen Sinne zu erziehen. Dabei hat die Beurteilung von Prof. Schumann besonderes Gewicht. Er galt in der Schule als entschiedener Gegner der Nazis und hat nach Auskunft vieler Schüler auch im Unterricht daraus kein Hehl gemacht.[20] Seine Haltung den Nationalsozialisten gegenüber wird besonders deutlich in einem Brief, den er 1942 an einen ehemaligen Schüler geschrieben hat, nachdem dieser ihm mitgeteilt hatte, dass sein Vater in Auschwitz verstorben sei. Darin schreibt Prof. Schumann u.a.: „... Wie sich die Dinge im einzelnen auch abgespielt haben mögen, handelt es sich um einen kaltblütigen Mord. Man weiß, dass dergleichen zur Zeit tausendfach, zehntausendfach, hunderttausendfach geschieht, im Namen und zur ewigen Schande des deutschen Volkes. Mit Grauen und Entsetzen sieht unsereins

19 Siehe Anm. 1.
20 Dazu haben ehemalige Schüler eine Dokumentation zusammengestellt: Otto Schumann, ein Schulmeister in den Zerreißproben seiner Zeit, Frankfurt a. M. 2003, ein Nachtrag ist 2007 erschienen.

das an, und immer stärker wird der Wunsch, dass dem endlich ein Ziel gesetzt werden möge, koste es, was es wolle ..., alles erscheint mir erträglicher als die Fortdauer eines Zustandes, der solche Schandtaten ermöglicht."[21] Im Entnazifizierungsverfahren 1946 erklärt Prof. Schumann, dass er sich oft mit Jörgen Schmidt-Voigt unterhalten habe, und immer seien sie in politischen Dingen der gleichen Meinung gewesen.[22] Seine Zugehörigkeit zur HJ sollte ihm nicht negativ angerechnet werden, bot sie ihm doch die einzige Möglichkeit, viele Jugendliche im antinationalsozialistischen Sinn zu erziehen. „So tat er alles, um uns vor dem Nationalsozialismus zu retten und uns zur Achtung vor dem Menschen zu erziehen."[23]

21 Brief von Prof. Dr. Otto Schumann an Hans-Joachim Homberger vom 11. November 1942, Archiv des Lessing-Gymnasiums Frankfurt a. M.
22 Eidesstattliche Erklärung von Prof. Schumann vom 24. November 1946, in: Spruchkammerakte zu Dr. Jörgen Schmidt-Voigt, Hauptstaatsarchiv Wiesbaden, Signatur 520 F (A-Z).
23 Eidesstattliche Erklärung von Richard Hey vom 23. Oktober 1946, in: Spruchkammerakte zu Jörgen Schmidt-Voigt, Hauptstaatsarchiv Wiesbaden, Signatur 520 F (A-Z).

Studium und ärztliche Weiterbildung in der Zeit des Nationalsozialismus

Dr. med. Hans Böckler, Chefarzt a. D. Marienkrankenhaus, Frankfurt a. M.

Schon früh in der Schulzeit erwachte bei Jörgen Schmidt-Voigt die Freude an der Medizin. Daneben weisen die umfangreichen Unterlagen im Archiv des Lessing-Gymnasiums auf seine große musikalische Begabung hin. Trotzdem entschied sich Schmidt-Voigt noch vor dem Abitur 1936, die Medizin zu seiner Lebensaufgabe zu machen. Bereits während des Studiums leitete Schmidt-Voigt als Kameradschaftsführer der Hitlerjugend (HJ) Sanitätskurse, 1941 wurde er Gebietsarzt der HJ. In dieser Funktion versammelte er eine HJ-Feldschereinheit um sich, bei deren Ausbildung er humanistische und idealistische Bildungsziele verfolgte, die dem nationalsozialistischen Geist der HJ entgegengesetzt waren. Nach dem Zweiten Weltkrieg wurde Schmidt-Voigt, dessen distanzierte Haltung zum Nationalsozialismus von vielen Seiten bestätigt wurde, aufgrund seiner leitenden Position in der Hitlerjugend im Entnazifizierungsverfahren zunächst als minderbelastet (Gruppe 3) und dann unter Berücksichtigung der vorliegenden Dokumente als Mitläufer (Gruppe 4) eingestuft. Dieser Lebensabschnitt war bislang offensichtlich weitgehend unbekannt und soll im Folgenden anhand der Archivüberlieferung sowie anhand von Aussagen und Erinnerungen von Zeitzeugen dargestellt werden.

Medizinstudium in Frankfurt und Marburg 1936–1941. Dissertation

Voraussetzung für den Beginn des Hochschulstudiums war damals die Ableistung des Arbeitsdienstes oder eines Ausgleichsdienstes. Bereits nach acht Wochen jedoch wurde Schmidt-Voigt am 28. Mai 1936 wegen einer Herzerkrankung aus dem RAD (Reichsarbeitsdienst) entlassen. Für die verbleibenden vier Monate wurde er im Rahmen des studentischen Ausgleichsdienstes der Sozialstelle der HJ zugewiesen und mit Schreibarbeiten und Sanitätskursen beschäftigt. Damit war nach nur kurzer Unterbrechung der Kontakt zur Hitlerjugend wiederhergestellt.[1] Als Kameradschaftsführer bekleidete Schmidt-Voigt zunächst eine untergeordnete Position, sein damaliger Dienstgrad lautete nach Ausweis der Studentenkarte: „Kf. [Kameradschaftsführer] im Bannstab 81/186“[2].

Den Angaben Schmidt-Voigts im Entnazifizierungsverfahren zufolge „boten die von ihm geleiteten Sanitätskurse wiederum die Möglichkeit, einen kleinen Kreis Jugendlicher zu sammeln, um sie unter dem Schein fachlicher Sanitätsausbildung in einer Weise erzieherisch zu beeinflussen, die den Absichten der HJ zuwiderlief“.[3] Nach Ableistung des Ausgleichsdienstes sei dieser Kreis auf Wunsch der beteiligten Jugendlichen und ihrer Eltern unter dem Vorwand der Sanitätskurse inoffiziell auch weiterhin zusammengekommen. Bestätigt wurden diese An-

1 Zur HJ-Zeit Schmidt-Voigts bis zu seinem Abitur Ostern 1936 vgl. den Beitrag von Manfred Capellmann im vorliegenden Band.
2 Nach intensiven Recherchen im Universitätsarchiv fand sich die Studentenkarte unter alten Unterlagen im Keller des Studentenhauses der J. W. Goethe-Universität Frankfurt. Zur Zeit der Ausleihe war die Studentenkarte ohne Signatur.
3 Anlagen zum Meldebogen, in: Spruchkammerakte zu Schmidt-Voigt, Hauptstaatsarchiv Wiesbaden, Sign. 520 F (A-Z).

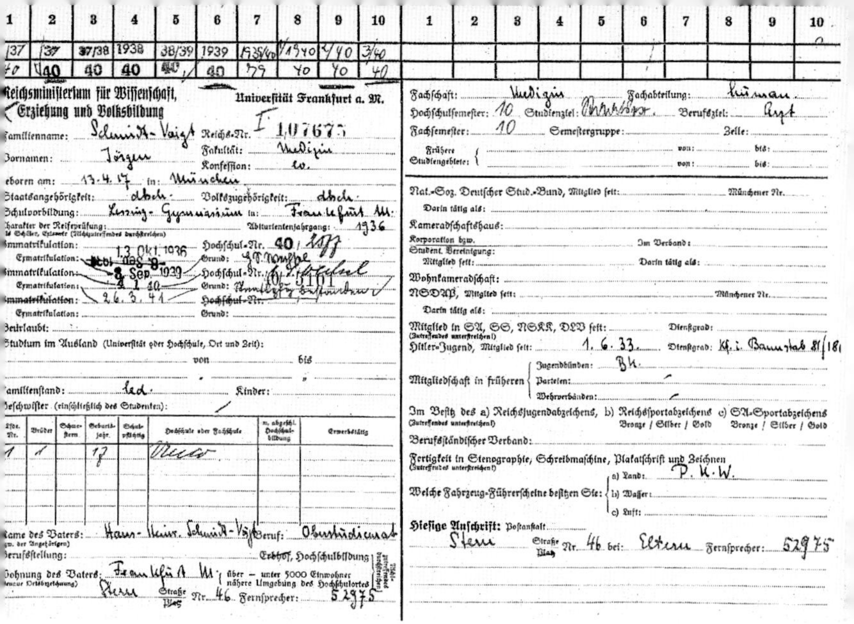

Reichsministerium für Wissenschaft, Erziehung und Volksbildung — Universität Frankfurt a. M.

Familienname: Schmidt-Voigt — Reichs-Nr. I 107677
Vornamen: Jörgen — Fakultät: Medizin
Konfession: ev.
Geboren am: 13.4.17 in: München
Staatsangehörigkeit: dtsch. — Volkszugehörigkeit: dtsch.
Schulvorbildung: Lessing-Gymnasium in: Frankfurt M.
Charakter der Reifeprüfung: — Abiturientenjahrgang: 1936
Immatrikulation: 13. Okt. 1936 — Hochschul-Nr. 40/
Exmatrikulation: — Grund:
Immatrikulation: 8. Sep. 1939 — Hochschul-Nr.
Exmatrikulation: 4.1.40 — Grund:
Immatrikulation: 26.3.41 — Hochschul-Nr.
Exmatrikulation: — Grund:
Beurlaubt:
Studium im Ausland (Universität oder Hochschule, Ort und Zeit): von bis
Familienstand: led. — Kinder:
Geschwister (einschließlich des Studenten): 1
Name des Vaters: Hans-Heinr. Schmidt-Voigt — Beruf: Oberstudienrat
Berufsstellung: Erbhof, Hochschulbildung
Wohnung des Vaters: Frankfurt M. — Stern Straße Nr. 46 — Fernsprecher: 52975

Fachschaft: Medizin — Fachabteilung:
Hochschulsemester: 10 — Berufsziel: Arzt
Fachsemester: 10 — Semestergruppe: — Zelle:
Nat.-Soz. Deutscher Stud.-Bund, Mitglied seit: — Münchener Nr.
Kameradschaftshaus:
Korporation bzw. Student. Vereinigung: — Im Verband:
Wohnkameradschaft:
NSDAP, Mitglied seit: — Münchener Nr.
Mitglied in SA, SS, NSKK, DLV seit: — Dienstgrad:
Hitler-Jugend, Mitglied seit: 1.6.33. — Dienstgrad:
Mitgliedschaft in früheren Jugendbünden: Bk. — Parteien: — Wehrverbänden: —
Im Besitz des a) Reichsjugendabzeichens, b) Reichssportabzeichens Bronze / Silber / Gold c) SA-Sportabzeichens Bronze / Silber / Gold
Berufsständischer Verband:
Fertigkeit in Stenographie, Schreibmaschine, Plakatschrift und Zeichnen
Welche Fahrzeug-Führerscheine besitzen Sie: a) Land: P. K. W. b) Wasser: c) Luft:
Hiesige Anschrift: Stern Straße Nr. 46 bei: Eltern — Fernsprecher: 52975

Studentenkarte von Jörgen Schmidt-Voigt, der von 1936–1941 an der Universität Frankfurt a.M. und Marburg immatrikuliert war.

gaben durch den damals aktiven Teilnehmer der Gruppe Walter Mick und durch Schmidt-Voigts ehemaligen Lehrer Prof. Schumann, der mit ihm weiterhin Kontakt hatte.[4]

Diese „illegale Erziehungstätigkeit an der Jugend"[5] war insofern gewagt, als der Vater Schmidt-Voigts, Oberstudienrat Heinrich Schmidt-Voigt, in gewissen Kreisen als Nazigegner bekannt war.[6] Nachweislich hielt er seine Kontakte zu einer bekannten jüdischen Person auch nach 1933 aufrecht. So hatte er Weihnachten 1927 erstmals in einer Notsituation den jüdischen Arzt Dr. Hugo Natt konsultiert, der eine schwere Zuckerkrankheit feststellte. Durch unermüdlichen Einsatz auch bei zahlreichen

4 Amtlich beglaubigte Erklärung vom 24.10.46 in der Spruchkammerakte, s. Anm. 3.
5 Anlage zum Meldebogen Schmidt-Voigt vom 31.11.1946 der Spruchkammerakte, s. Anm. 3.
6 Richard Hey: Die schlafende Schöne in Formalin und andere frühe Erinnerungen, München 2003, S. 65.

nächtlichen Besuchen konnte der Arzt mit Behandlung des gerade entdeckten Insulins eine lang anhaltende Genesung erreichen. Für den Sextaner Jörgen war die lebensrettende Therapie und die menschliche Zuwendung des jüdischen Arztes mitbestimmend für seine Berufswahl. Dr. Hugo Natt betreute die Familie Schmidt-Voigt weiter bis zu seiner Emigration 1939, als Jörgen schon seit zwei Jahren Medizin studierte.[7] Die Personalakte von Heinrich Schmidt-Voigt weist auf die gelegentlichen Probleme als stellvertretender Direktor der Klinger-Oberrealschule (später Adolf-Hitler-Schule) wegen seiner früheren Mitgliedschaft in der Frankfurter Freimaurerloge *Zur Einigkeit* hin.[8] Nachweislich war er nicht Mitglied der NSDAP. Häufige Gäste im elterlichen Haus in der Sternstraße 46 waren der evangelische Pfarrer Dr. Wilhelm Lueken und die Studienrätin K. Weber. Beide waren über die Tätigkeit Schmidt-Voigts in der Hitlerjugend informiert und haben als NS-Gegner seine Aktivitäten als positiv und mutig bewertet, zumal sie ihn einige Male auch in Gefahr brachten.[9]

Nach Absolvierung des Ausgleichsdienstes immatrikulierte sich Schmidt-Voigt am 13. Oktober 1936 an der Johann Wolfgang Goethe-Universität Frankfurt. Während des 1. Semesters wurde er auf Antrag des Standortführers der HJ durch den Rektor von der sportlichen Grundausbildung vorläufig befreit, damit er samstags der Standortführung auf der Sozialstelle zur Verfügung stehen konnte. Sport war damals für alle Studenten eine Pflichtveranstaltung.

---

7 Auszug aus einer Rede von Dr. Schmidt-Voigt zur Erinnerung an Dr. Hugo Natt im Frankfurter Römer, Dezember 1981.
8 Institut für Stadtgeschichte Frankfurt a. M., PA 209.056.
9 Erklärungen in der Spruchkammerakte, s. Anm. 3.

Im 3. vorklinischen Semester stellte sich für Schmidt-Voigt, wie für alle gleichaltrigen Kollegen, die Frage nach der Mitgliedschaft in der NSDAP. Dabei sei er, so Schmidt-Voigt im Entnazifizierungsverfahren 1947, durch die Studentenführung im November 1937 ohne eigenes Zutun zum Parteieintritt gemeldet worden. Unter Berücksichtigung seiner angedeuteten familiären Verhältnisse „sei damals eine offene Auflehnung kaum möglich gewesen".[10] Um den weiteren Fortgang der Parteiangelegenheit habe er sich nicht mehr gekümmert und auch keinerlei weitere Mitteilungen in dieser Sache bekommen.

Nach Auskunft des Bundesarchivs in Berlin war eine wie im vorliegenden Fall kollektive Aufnahme in die Partei möglich, allerdings mussten die einzelnen Personen dies mit ihrer Unterschrift bestätigen. Bei den weiteren Recherchen im ehemaligen Berlin Document Center (BDC) fanden sich schließlich die Parteimitgliedsurkunden aus der NSDAP-Gau-, der NSDAP-Zentralkartei und der Reichsärztekammer.[11] Der Antrag zur Parteiaufnahme erfolgte demnach am 1. Oktober 1937, in etwa entsprechend dem von Schmidt-Voigt angegebenen Termin. Als Aufnahmedatum wurde rückwirkend der 1. Mai 1937 angegeben. Laut Bundesarchiv war dieses Vorgehen vielfach üblich. Bei sonst korrekten Personaldaten ist anstelle des Rufnamens Jörgen der Geburtsname Hans Georg beziehungsweise Hans eingetragen. In der Studentenakte Schmidt-Voigts, die die gesamte Studienzeit von 1936 bis 1941 umfasst, ist eine Mitgliedschaft in der NSDAP nicht vermerkt.[12]

10 Anlagen zum Meldebogen, in: Spruchkammerakte, s. Anm. 3.
11 Karteikarten der personenbezogenen Sammlung im Bundesarchiv Berlin.
12 S. Anm. 2.

Seine kritische Einstellung zum NS-Regime kommt auch in einem damals sehr gewagten Brief vom 28. September 1938 an seinen Freund Theo zum Ausdruck. Darin weist er in der „ungemein ernsten Lage“[13] auf die Friedensbemühungen von Chamberlin, Daladier und der evangelischen und katholischen Weltkirche hin. Weiterhin führt Schmidt-Voigt mit Blick auf Hitler wörtlich aus: „Nur ein Wahnsinniger vermag nun noch gegen den Willen der Völker einen Krieg zu beginnen, dessen Schrecken und chaotische Folgen jedem Einsichtigen, der über die Pubertät hinaus ist, klar vor Augen stehen. Wir können es nur wünschen, dass der Frieden erhalten bleiben möge, und dafür beten.“[14]

Das Wintersemester 1939/40 verbrachte Schmidt-Voigt nach dem Physikum in Marburg. Ein Jahr zuvor hatte er unter Leitung von Priv. Doz. Dr. Bennholdt-Thomsen, langjähriger Oberarzt der Universitätskinderklinik in Frankfurt, mit einer umfangreichen wissenschaftlichen Arbeit begonnen, die später als seine Dissertation unter dem Titel: *Der gegenwärtige Eintritt und die Acceleration der Pubertätsentwicklung der männlichen Jugend einer Großstadt* publiziert wurde.[15] Den vorliegenden Universitätsakten zufolge war Bennholdt-Thomsen in seiner Frankfurter Zeit seit 1936 als Gebietsarzt der Hitlerjugend tätig. Dies erleichterte sicherlich die langjährigen Untersuchungen an insgesamt 1680 Jugendlichen zwischen 10 und 19 Jahren in der Gesundheitsstelle der HJ, beim Stadtgesundheitsamt und an verschiedenen Schulen.

13 Handschriftlicher Brief von cand. med. Jörgen Schmidt-Voigt an seinen Freund Theo, von der Mutter des im 2. Weltkrieg gefallenen Sohnes Theo an Jörgen zurückgegeben; im Nachlass bei der Witwe Elena Schmidt-Voigt.
14 Ebda.
15 Jörgen Schmidt-Voigt: Der gegenwärtige Eintritt und die Acceleration der Pubertätsentwicklung der männlichen Jugend einer Großstadt, in: Zeitschrift für Kinderheilkunde 61 (1940), S. 548–590.

Noch kurz bevor Bennholdt-Thomsen am 1. Oktober 1940 die zunächst kommissarische Leitung der 1. und 2. Universitätskinderklinik in Prag übernahm, erschien die inzwischen fertiggestellte Abhandlung Schmidt-Voigts in der Zeitschrift für Kinderheilkunde.

Im Übrigen wurde im Promotionsantrag nicht nach einer Mitgliedschaft in der NSDAP gefragt. Vier Tage nach der Approbation Schmidt-Voigts am 14. März 1941 fand bereits das Kolloquium zur Erlangung der medizinischen Doktorwürde statt. Sowohl die mündliche Prüfung als auch die schriftliche Arbeit wurden mit der Note „sehr gut" beurteilt.[16]

Weiterbildung zum Facharzt für innere Medizin und ärztliche Tätigkeiten im KLV-Hilfskrankenhaus Eppstein/Ts.

Die langjährige wissenschaftliche Tätigkeit Schmidt-Voigts während des Studiums in der Universitätskinderklinik endete mit dem Abschluss der Dissertation im März 1941. Im Hinblick auf die Weiterbildung als Internist war Dr. Schmidt-Voigt danach zunächst zeitlich uneingeschränkt als Assistent in der Medizinischen Universitätspoliklinik unter Leitung von Prof. Max Gänsslen tätig. Nach mehreren Musterungen wurde er, wie beim Reichsarbeitsdienst, vom Wehrdienst befreit. Der genaue Zeitraum und der Stand der folgenden Weiterbildung an der Universitätskinderklinik sind nicht exakt anzugeben, da trotz intensiver

16 Dissertationsunterlagen im Archiv des Instituts für Geschichte der Medizin an der J. W. Goethe-Universität Frankfurt. Über das Schicksal des mit Schmidt-Voigt weiterhin freundschaftlich verbundenen „Doktorvaters" und Vorgängers als HJ-Gebietsarzt, Prof. Bennholdt-Thomsen, nach Prag, liegen dem Autor zahlreiche Archivakten vor.

Recherchen auch in der zuständigen Landesärztekammer keine entsprechenden Unterlagen zu finden waren. Nach Angaben von Schmidt-Voigt war wohl die jugendärztliche Forschungsstelle der Kinderklinik sein Hauptarbeitsplatz.[17] Wegen der späteren zusätzlichen Tätigkeit im Kinderlandverschickung-Hilfskrankenhaus Eppstein und als Gebietsarzt der Hitlerjugend war die Arbeit als Assistent in den letzten beiden Kriegsjahren gelegentlich zeitlich eingeschränkt. Trotzdem war Prof. de Rudder als Direktor der Kinderklinik an einer Fortsetzung der wissenschaftlichen Tätigkeit Schmidt-Voigts interessiert, besprach aber auch außerberufliche Fragen, wie die in der NS-Zeit auftretenden politischen Probleme, mit ihm.[18] Ein Antrag Schmidt-Voigts vom 19. Januar 1942 auf Freistellung als Gebietsarzt wurde von der Reichsjugendführung abgelehnt.[19]

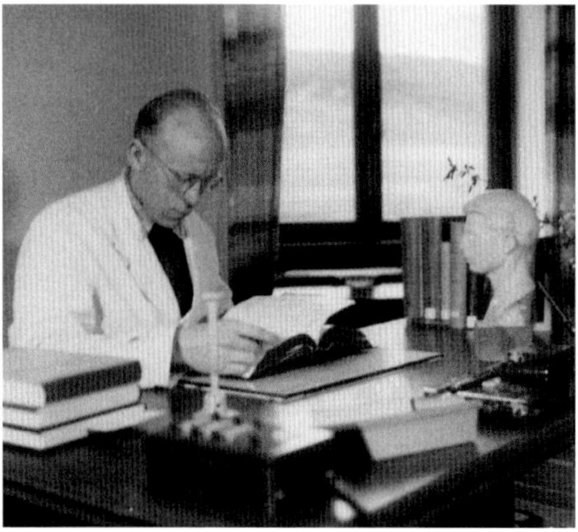

Jörgen Schmidt-Voigt an seinem Arbeitsplatz im KLV-Hilfskrankenhaus Eppstein, 1943-45

Ende 1943 wurde die ehemalige Erholungsstätte der evangelisch-reformierten Gemeinde in der Stadt Eppstein im Taunus in ein Hilfskrankenhaus der Kinderlandverschickung (KLV) umgewandelt. Schon im September 1940 war das Heim vom Frankfurter Oberbürgermeister

17 Brief Schmidt-Voigt an Dr. Bonnet vom 22.01.1951 im Archiv des Lessing-Gymnasiums.
18 Erklärung von Prof. Dr. de Rudder in der Spruchkammerakte, s. Anm. 3.
19 Anlage 5 zur Spruchkammerakte, s. Anm. 3.

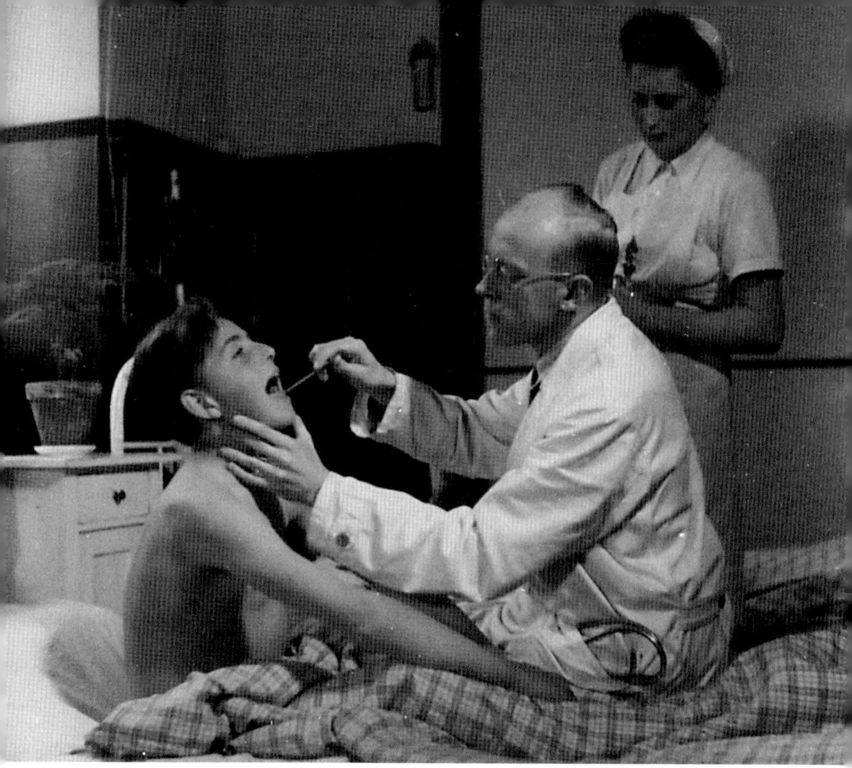

Dr. Schmidt-Voigt untersucht einen jungen Patienten im KLV-Hilfskrankenhaus Eppstein. Bei einigen Kindern hat Schmidt-Voigt die Diagnose aufgebauscht, damit sie nach Hause zu den Eltern geschickt werden konnten.

Dr. Krebs als Reservelazarett geplant und von Berlin finanziell unterstützt worden.[20] So fanden hier nun für die verbleibenden anderthalb Kriegsjahre Kinder Aufnahme, die in den von der HJ geleiteten Lagern der KLV erkrankt waren.[21]

Das neu gegründete KLV-Hilfskrankenhaus, angeblich damals das erste Jugendkrankenhaus in Deutschland,

20 Institut für Stadtgeschichte Frankfurt am Main, Magistratsakten 8.959, 47, 69.
21 Zu den Problemen der 1940 eingeschulten Frankfurter Kinder in KLV-Lagern vgl. den Nachtrag in: Hans Böckler, Schule in der Kriegszeit 1939–1945. Dokumentarbericht und Erinnerungen von Zeitzeugen der ehemaligen Falk-Mittelschule, Frankfurt/Main-Bockenheim, Frankfurt am Main 2005.

war räumlich und personell mit der jugendärztlichen Forschungsstelle an der Universitätskinderklinik Frankfurt verbunden. Unter der Leitung von Dr. Schmidt-Voigt waren hier als dienstverpflichtete enge Mitarbeiter Dr. med. Guido Dahmen (KLV-Arzt), cand. med. Friedrich-Wilhelm Brandenburg und als persönliche Assistentin Frau Elisabeth Brandenburg tätig. Trotz zahlreicher täglicher Neuaufnahmen in der Kriegszeit weisen die vorliegenden Akten auf eine vielseitige umsichtige Betreuung der jungen Patienten hin.[22] Nach dem Krieg bestätigte F. W. Brandenburg die antinationalsozialistische Einstellung seines Chefs. Dieser habe den zugewiesenen kranken Jugendlichen durch aufgebauschte Diagnosen und verlängerte Krankenhausaufenthalte geholfen.

Trotz wiederholter Aufforderung der HJ-Gebietsführung habe er sich von Einsätzen, Kursen und Besichtigungen am Westwall ferngehalten.[23] Am 15. November 1944 traf in Eppstein ein Brief des höchsten HJ-Führers des Gaues Hessen-Nassau, Hauptbannführer Ernst, an den Kriegsgebietsarzt Schmidt-Voigt ein, in dem er ihm mangelnden Westeinsatz vorwarf.[24]

Nach langen, intensiven Recherchen fand sich eine Zeitzeugin, die schon genannte Elisabeth Brandenburg, die ich am 26. Juni 2007 im Seniorenheim Hohemark sprechen konnte. Bei Nennung des Namens Dr. Schmidt-Voigt leuchteten ihre Augen. „Er war ein feiner Mensch“, wie sie im Laufe des Gespräches spontan mehrfach wiederholte. Sie erinnerte sich auch an das geplante La-

22 Erklärung Dr. Friedrich-Wilhelm Brandenburg vom 14.12.1946 in der Spruchkammerakte, s. Anm. 3; Akte Dr. Schmidt-Voigt im Archiv der Landesärztekammer.
23 Eidesstattliche Erklärung von Dr. Friedrich-Wilhelm Brandenburg, vom 14.12.1946 in der Spruchkammerakte, s. Anm. 3.
24 Brief von Hauptbannführer Ernst an Dr. Schmidt-Voigt vom 15. 11.1944 in der Spruchkammerakte, s. Anm. 3.

zarett und daran, dass sie sich als Hilfsschwester darauf gefreut hatte. Als persönliche Assistentin Schmidt-Voigts sah sie ihren Chef, wenn er in Eppstein tätig war, täglich bei der Arbeit. Entsprechend den Angaben von Famulus Brandenburg beantwortete sie die Frage nach der Einstellung ihres Chefs zum Nationalsozialismus mit ihren Worten „sehr distanziert". Dr. Schmidt-Voigt sei niemals in Uniform nach Eppstein gekommen und habe dort auch nicht mit „Heil Hitler!" gegrüßt.

Weitere Recherchen über das KLV-Hilfskrankenhaus in Eppstein erwiesen sich als erfolglos. Dr. Picard vom dortigen Stadtarchiv teilte mir am 2. März 2007 mit, dass das Archiv über keine Unterlagen zum Krankenhaus während des Krieges und auch über keinerlei Bildmaterial verfüge.

Persönliche Kontakte und Aktivitäten von Dr. Jörgen Schmidt-Voigt in der Zeit als Kriegsgebietsarzt der HJ von Oktober 1940 – April 1945

Im Oktober 1940, noch im letzten Semester seines Medizinstudiums, übernahm Jörgen Schmidt-Voigt auf Veranlassung des Oberarztes Priv. Dozent Dr. Bennholdt-Thomsen dessen Position als stellvertretender Kriegsgebietsarzt in der Hitlerjugend. Der langjährige Oberarzt war inzwischen nach Prag gerufen worden. Als Gebietsarzt war Dr. Schmidt-Voigt für den gesamten damaligen Gau Hessen-Nassau zuständig und unterstand damit rangmäßig direkt der Reichsjugendführung in Berlin. Bei den weiter bestehenden Feldscherkursen wurde zunächst ein breites Fachwissen vermittelt. Durch seine nun hohe Stellung in der HJ war es Schmidt-Voigt möglich, aus „gesundheitlichen" Gründen Atteste zur Befreiung von Hitlerjugend und Wehrdienst auszustellen. Gelegentliche Probleme, die in dieser Position auftraten, besprach Schmidt-Voigt, wie erwähnt, mit Prof. de Rudder und seinem Oberarzt.

Ich selbst begegnete dem damaligen HJ-Gebietsarzt Dr. Schmidt-Voigt im Jahre 1942, als ich meine Prüfung zum Feldscher bei der Hitlerjugend ablegte. Im Gedächtnis geblieben ist mir ein ruhig und sachbezogen auftretender, vertrauenswürdiger hochrangiger HJ-Führer ohne den sonst üblichen Kommandoton. Mehr wusste ich bislang aus dieser Zeit nicht über ihn. Angeregt dazu, mich näher mit seiner frühen Biografie zu beschäftigen, wurde ich durch meinen Dokumentarbericht *Schule in der Kriegszeit*[25]. Im Institut für Stadtgeschichte Frankfurt a. M. fanden sich keine entsprechenden Akten. Das Hauptstaatsarchiv Wiesbaden hatte nur fragmentarische Unterlagen des HJ-Banns 81 und des Feldscherfähnleins, in denen Dr. Schmidt-Voigt nicht erwähnt wurde.

Bei einem Treffen mit Eugen Kahl, mit dem ich seit der Kriegszeit freundschaftlich verbunden bin, kamen wir auch auf Schmidt-Voigt zu sprechen. Daraufhin schenkte er mir ein Buch mit dem Titel *Die schlafende Schöne in Formalin*. Und wirklich, in diesem Buch entdeckte ich Passagen mit Erinnerungen an einen HJ-Gebietsarzt namens „Jörgen".[26] Die Identifikation mit Dr. Schmidt-Voigt bestätigt ein in seinem Nachlass im Ikonen-Museum be-

25 Hans Böckler: Schule in der Kriegszeit 1939–1945. Dokumentarbericht und Erinnerungen von Zeitzeugen der ehemaligen Falk-Mittelschule, Frankfurt/Main-Bockenheim, Frankfurt am Main 2005. Das Buch liegt vor in der Deutschen Nationalbibliothek, Universitätsbibliothek Frankfurt und im Institut für Stadtgeschichte Frankfurt a. M.
26 Richard Hey: Die schlafende Schöne in Formalin und andere frühe Erinnerungen, München 2003, S. 61–67, 78, 101, 167 f.

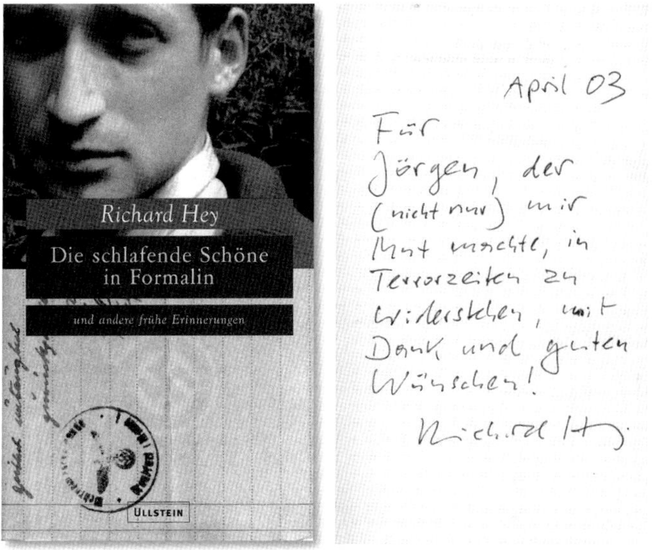

Die schlafende Schöne in Formalin *von Richard Hey mit seiner Widmung für Schmidt-Voigt aus dem Jahr 2003*

findliches Exemplar desselben Buches, das er persönlich übergeben hatte und mit einer handschriftlichen Widmung versehen ist: „April 03, Für Jörgen, der (nicht nur) mir Mut machte, in Terrorzeiten zu widerstehen, mit Dank und guten Wünschen! Richard Hey."

Die schlafende Schöne in Formalin oder Schmidt-Voigts antinazistische HJ-Einheit

Der Autor war ein ehemaliger Schüler des Lessing-Gymnasiums und Klassenkamerad von Eugen Kahl, der wie ich damals der Feldscher-HJ angehört hatte. Wir waren beide nunmehr erstaunt über die im Buch eingehend beschriebenen Aktivitäten des Gebietsarztes „Jörgen" in einer Sondereinheit an der HJ-Zentrale. Die Existenz dieser unter persönlicher Leitung von Schmidt-Voigt stehenden Gebietsfeldscherschar war uns bislang nicht bekannt gewesen. Wir lernten Schmidt-Voigt von einer anderen Seite kennen. In den Erinnerungen des 1926 geborenen Richard Hey, der sich als Autor, Regisseur und Übersetzer einen Namen gemacht hat, ist von einer „antinazistischen HJ-Einheit"[27] unter „Jörgens" Leitung die Rede. Die theoretische und praktische Ausbildung im Sanitätsdienst habe dabei in erster Linie als Tarnung gedient. Die aus 20 bis 25 Jungen, wohl im Alter von 14 bis 16 Jahren, bestehende Gruppe habe sich in der Residenz des Bannführers, einer alten Villa am Frankfurter Mainufer, getroffen, um dort Vorträge von Jörgen und seinen Freunden über teilweise verbotene Themen der Literatur, Musik, Malerei und schließlich der jüdischen Kultur zu hören. In schonungsloser Offenheit sei dabei von jungen Wehrmachtsärzten und Medizinstudenten in den letzten Semestern, die als Angehörige der Studentenkompanie Kriegsdienst leisten mussten, über den Vernichtungskrieg im Osten und die Taten der Waffen-SS berichtet worden, wobei auch die Namen von Vernichtungslagern wie Auschwitz und Treblinka gefallen seien. „Jörgen" hatte sich bei der relativ kleinen Truppe offenbar an ein besonderes Auswahlprinzip gehalten: Als die Jungen sich untereinander besser kennengelernt hatten, stellten sie fest, dass viele von ihnen, wie der Autor Richard Hey selbst, zuvor Schwierigkeiten in der HJ gehabt hatten.[28]

27 Ebd., S. 62.
28 Auch der heute 80-jährige Philosoph der „Frankfurter Schule", Prof. Jürgen Habermas, versuchte als Jugendlicher den zu erwartenden Problemen in der allgemeinen HJ zu entgehen. Er trat vom Jungvolk aus in eine in Düsseldorf bestehende Feldscherein-

Abschließend berichtet Hey von der Vorladung von „Norbert“, eines Mitgliedes der Gruppe, bei der Gestapo, weil er sich in der Öffentlichkeit abschätzig über den Nationalsozialismus geäußert hatte. „Jörgen“ als zuständiger Gebietsarzt sei daraufhin in voller NS-Montur im Gestapohauptquartier erschienen und habe „Norbert“ vor einer weiteren Untersuchung durch die Gestapo bewahrt.

Entnazifizierungsakte: Schmidt-Voigt entlastet

Diese auf Erinnerungen eines einzelnen Zeitzeugen beruhenden Aussagen über Dr. „Jörgen“ Schmidt-Voigt werden weitgehend bestätigt, wenn man die im Hessischen Hauptstaatsarchiv Wiesbaden aufbewahrte umfangreiche Entnazifizierungsakte Schmidt-Voigts heranzieht.[29] Darin befinden sich zahlreiche eidesstattliche Erklärungen aus den Jahren 1945/46, die zur Entlastung Schmidt-Voigts im Entnazifizierungsverfahren dienen sollten. Sie stammen sämtlich von Personen, die zum Teil längeren persönlichen Kontakt zu ihm hatten. Sowohl ehemalige Angehörige der Feldscher-HJ als auch zahlreiche Schmidt-Voigt freundschaftlich verbundene Personen aus Familienkreis und Beruf bestätigen in vielfacher Weise die antinationalsozialistische Einstellung Schmidt-Voigts und seine Anregung zu kritischem Denken.

Anhand der vorliegenden Akten lässt sich die im Ganzen knapp zwei Jahre währende Geschichte der HJ-Gebietsfeldscherschar rekonstruieren: Sie wurde im Sep-

heit ein. Drei der zum 80. Geburtstag wieder aufgelegten frühen Biografien weisen auf diesen Vorgang hin.

29 Spruchkammerakte, s. Anm. 3.

tember 1941 gegründet und stand unter der persönlichen Leitung des Kriegsgebietsarztes Dr. Jörgen Schmidt-Voigt. Er hatte Hans-Peter Berglar-Schröer[30], mit dem er seit 1939 eng befreundet war, vorgeschlagen, unter diesem Deckmantel eine Jugendgruppe zu gründen und im antinationalsozialistischen Sinne zu erziehen.

Wie Berglar-Schröer in einer eidesstattlichen Erklärung vom 8. Oktober 1946 erklärte, „wurden [zunächst] etwa 35 Jungen, teils schon aus bestehenden Feldschereinheiten, teils aus anderen HJ-Einheiten ausgesucht und in dieser Sondereinheit mit Sitz in der Residenz des Bannführers zusammengeführt. Es handelte sich fast ausschließlich um Frankfurter. Ihre Führung und Erziehung lagen in den Händen von Dr. Schmidt-Voigt und mir. Bis Sommer 1943 bestand die Einheit, dann löste sie sich auf, da die meisten der Jungen zum Wehrdienst oder als Flakhelfer eingezogen wurden. In diesen zwei Jahren wurde der Versuch unternommen, die Jungen, deren Zahl sich im Laufe der Zeit auf über 50 erhöhte, entgegen Staat, Schule und manchmal auch Elternhaus im christlichen, humanistischen, demokratischen Sinne zu erziehen. In dieser ganzen Zeit deckte Dr. Schmidt-Voigt die Einheit gegenüber dem Misstrauen der vorgesetzten Dienststellen“.[31]

Als ehemalige Angehörige der Gebietsfeldscherschar bestätigten und ergänzten Walter Mick, Norbert Hartard

---

30 Berglar-Schröer studierte zu dieser Zeit Medizin in Frankfurt und war Angehöriger der Studentenkompanie. Er erhielt am 20. November 1943 die Approbation. Die Promotion erfolgte schon kurz danach am 29. Februar 1944. Nach der Personalkarte der damaligen Studentenschaft war Berglar-Schröer kein Mitglied der NSDAP, gehörte aber seit 1933 der HJ an. Nach dem Krieg arbeitete er zunächst als Lektor, dann weiter als Mediziner, bis er nach einem zusätzlichen Studium der Geschichte 1970 eine Professur an der Universität Köln erhielt. Noch während seiner ersten Nachkriegstätigkeit als Lektor nach seinem Einsatz als Truppenarzt in Italien und Gefangenschaft publizierte er im Josef Knecht Verlag 1947/48 zwei Bücher mit Gedichten unter dem Titel „Terra Nova“ und „Proteus, eine Dichtung“. Schon Weihnachten 1946 widmete er einen Entwurf „Deutsche Stanzen“ dem „lieben Jörgen“.

31 Eidesstattliche Erklärung von Hans-Peter Berglar-Schröer 8.10.1946, in: Spruchkammerakte, Anm. 3.

und sowie der bereits genannte Richard Hey die Angaben Berglar-Schröers.[32] Mick zufolge debattierte man in der Gruppe auch über die Probleme der Euthanasie und der Judenverfolgung; daneben habe es Dichterlesungen verbotener russischer und englischer Schriftsteller gegeben. Bei Norbert Hartard handelte es sich um den bereits erwähnten „Norbert". In einer ausführlichen Darstellung bestätigte dieser die Hilfe Schmidt-Voigts anlässlich des Gestapoverhörs.

Über ein weiteres erfolgreiches Einschreiten des Gebietsarztes bei einer Gestapoanzeige berichtete Andreas Hamacher, dessen im April 1944 in Russland gefallener Sohn Wolfram mit Jörgen befreundet und ebenfalls Mitglied der Feldschereinheit war. Darüber hinaus bezeichnete Hamacher Schmidt-Voigt als einen überzeugten Gegner des Naziregimes.[33] Sein jüngerer Sohn, mein medizinischer Fachkollege Dr. Horst Hamacher, berichtete mir kürzlich über den langen Kontakt von Schmidt-Voigt zu seiner Familie und dessen politische Einstellung.

Auch Prof. Dr. Otto Schumann als langjähriger Klassenlehrer Schmidt-Voigts[34] ging in einer Erklärung vom 24. November 1946 eingehend auf dessen Verhalten in der NS-Zeit und die Feldschereinheit ein. Nach seinen Worten hat „Jörgen in seiner Stellung als HJ-Führer sehr erfreulich und segensreich gewirkt. … Es war mir immer eine Freude, wenn mir wieder ein Schüler berichtete, dass er dem Feldscherfähnlein angehörte und

32 Eidesstattliche Erklärungen von Walter Mick von 24.10.1946, Richard Hey vom 21.10.1946, Norbert Hartard vom 22.10.1946, in: Spruchkammerakte, s. Anm. 3.
33 Bescheinigung von Andreas Hamacher, s. Anlage 12 vom 30.11.1946 in der Spruchkammerakte, s. Anm. 3.
34 Vgl. den Beitrag von Manfred Capellmann im vorliegenden Band.

unter der Leitung und dem Einfluss von Dr. Schmidt-Voigt stand.“[35]

Der langjährige Chef Dr. Schmidt-Voigts in der Universitätskinderklinik, Prof. de Rudder (selbst nicht Mitglied in der NSDAP), erklärte, über die politische Haltung seines Mitarbeiters informiert gewesen zu sein. Auch habe er sich veranlasst gesehen, ihn deswegen zur Vorsicht zu mahnen.[36] Darüber hinaus enthält die Entnazifizierungsakte noch ein aufschlussreiches Schreiben des HJ-Bannführers Heilar Rieper vom 6. März 1935, in dem der Oberprimaner Jörgen wegen seiner Haltung und Nichtteilnahme an Schulungen als Fähnleinführer abgesetzt wird.[37]

Nach den vorliegenden Spruchkammerbescheiden wurde Schmidt-Voigt zunächst als minderbelastet (Gruppe 3) und dann unter Berücksichtigung der vorliegenden Anlagen zum Meldebogen als Mitläufer (Gruppe 4) eingestuft.

Eine weitere Bestätigung und detaillierte Ergänzungen der Angaben über die Gebietsfeldschereinheit fanden sich im Nachlass von Dr. Schmidt-Voigt, den uns seine Witwe, Frau Elena Schmidt-Voigt, freundlicherweise zugänglich machte. Es handelt sich dabei vor allem um einen Bericht Berglar-Schröers über das erste Halbjahr der Gebietsfeldscherschar.[38] Einführend heißt es dort:

„Lieber Jörgen erinnerst Du Dich noch an jenen milden Sommerabend im September vorigen Jahres, als wir zu-

---

35 Eidesstattliche Erklärung von Prof. Dr. Otto Schumann, 24.11.1946, in: Spruchkammerakte, s Anm. 3.
36 Erklärung von Prof. de Rudder vom 10.07.1945 in der Spruchkammerakte, s. Anm. 3.
37 Anlage zum Meldebogen, in: ebd.
38 „Die Gebietsfeldscherschar des Gebietes Hessen-Nassau. (Bericht über das erste Halbjahr ihres Bestehens, 4. Oktober 1941 bis 4. April 1942.) Seinem lieben Dr. Jörgen Schmidt-Voigt anlässlich seines Geburtstages am 13.IV.42 überreicht von Hans-Peter Berglar-Schröer.“ Nachlass Dr. Jörgen Schmidt-Voigt.

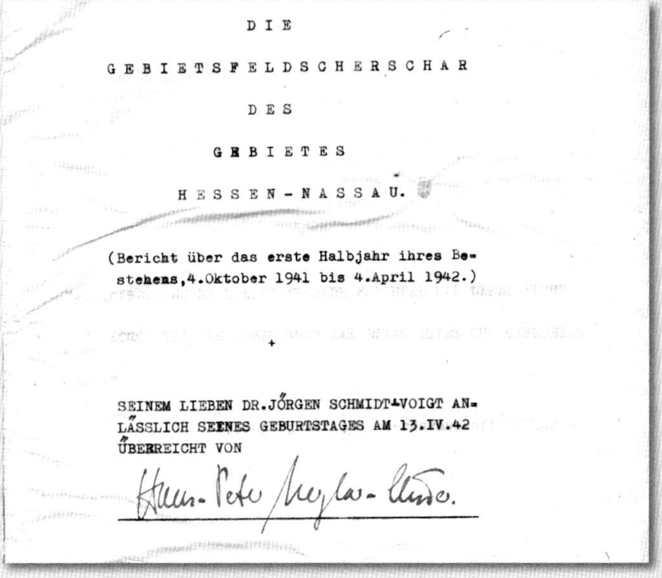

D I E

G E B I E T S F E L D S C H E R S C H A R

D E S

G E B I E T E S

H E S S E N - N A S S A U.

(Bericht über das erste Halbjahr ihres Bestehens, 4.Oktober 1941 bis 4.April 1942.)

+

SEINEM LIEBEN DR.JÖRGEN SCHMIDT-VOIGT ANLÄSSLICH SEINES GEBURTSTAGES AM 13.IV.42 ÜBERREICHT VON

Hans-Peter Berglar-Schröer.

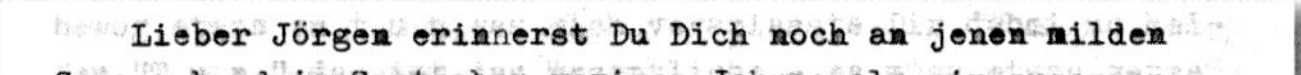

Lieber Jörgen erinnerst Du Dich noch an jenen milden Sommerabend im September vorigen Jahres, als wir zusammen durch den Holzhausenpark schlenderten? Wir tauschten unsere Gedanken und diese Gedanken waren schwer von Sorge. Von Sorge und dieses Volk, vor allem aber um seine Jugend.
"Am Grabe pflanzt die Hoffnung auf" - ein gutes, tiefes Wort. Stehen wir all e nicht auch am Grabe? Blicken wir nicht alle tagtäglich in den dunklen, gähnenden Abgrund, der alles zu verschlingen droht, was unsren Vätern, was uns selbst vor allem heilig und teuer war auf dieser Welt? Glauben wir nicht so manches Mal, die Last der Aussichtslosigkeit unsrer Zukunft nicht mehr ertragen zu können? Sind wir nicht manches Mal wie gelähmt von Schmerz und starrem Entsetzen, wenn uns das Ungeheuer "Vermassung" höhnisch angrinst? Der Ritter St. Georg war ein Held des alten Schlages, aber was ist der Drache, den er überwand im Vergleich zu dem der sich uns entgegen wälzt, nicht nur von aussen, sondern auch, was noch furchtbarer ist, von innen, aus unsrem eigenen Herzen?

Auszug aus dem Bericht über das erste Halbjahr des Bestehens der Gebietsfeldscherschar Hessen-Nassau, verfasst von Hans-Peter Berglar-Schröer, 1942. Archiv Jörgen Schmidt-Voigt

Nächste Seite: Am Ende des Berichts sind die Fotos der Angehörigen der Gebietsfeldscherschar eingeklebt (daraus erste Seite).

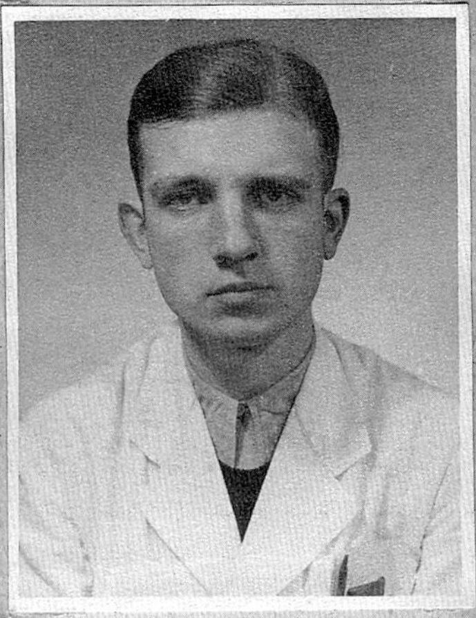

1.

1. Hans-Peter Deglar-Sh

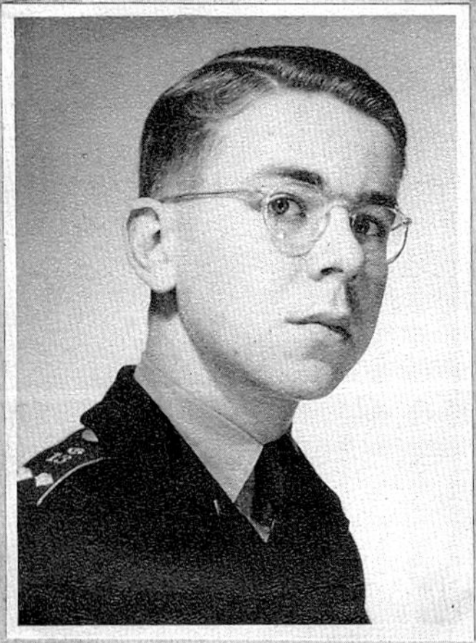

2.

2. Paul Werner Fürnbruch
3. Heinz Richard Hey
4. Norbert Hartard

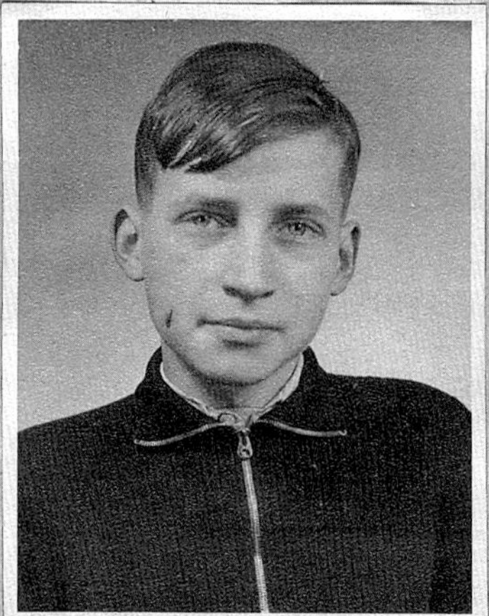

3.

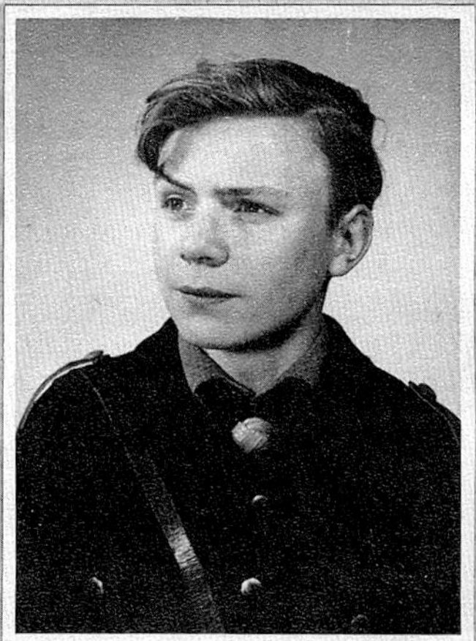

4.

sammen durch den Holzhausenpark schlenderten? Wir tauschten unsere Gedanken und diese Gedanken waren schwer von Sorge. Von Sorge um dieses Volk, vor allem aber um seine Jugend.

‚Am Grabe pflanzt die Hoffnung auf' – ein gutes, tiefes Wort. Stehen wir alle nicht auch am Grabe? Blicken wir nicht alle tagtäglich in den dunklen, gähnenden Abgrund, der alles zu verschlingen droht, was unseren Vätern, was uns selbst vor allem heilig und teuer war auf dieser Welt? Glauben wir nicht so manches Mal, die Last der Aussichtslosigkeit unserer Zukunft nicht mehr ertragen zu können?"

In einem weiteren Abschnitt geht Berglar-Schröer näher auf die zwei großen Gebiete der gemeinsam geplanten Ausbildung ein, das medizinisch-naturwissenschaftliche und das künstlerisch-geisteswissenschaftliche. Nach dem vorliegenden handschriftlichen Programm sind die Themen zahlenmäßig etwa gleich berücksichtigt. Kenntnisse in der „Ersten Hilfe" voraussetzend, wurden zusammenhängende Themen der Medizin besprochen, so die Anatomie und Physiologie der einzelnen inneren Organe. Die künstlerisch-geisteswissenschaftlichen Themen wurden teilweise von den 15- bis 16-jährigen Jungen der Einheit selbst erarbeitet und vorgetragen. Dabei beschäftigte man sich nicht nur mit klassischen Themen wie Schiller oder Mozart, sondern beispielsweise auch mit von den Nationalsozialisten verfemten Kunstrichtungen wie dem Expressionismus. Am Ende des Manuskriptes finden sich unter den mit Namen und Bild aufgeführten ersten 28 Angehörigen der Gebietsfeldscherschar auch die mehrfach genannten Richard Hey, Norbert Hartard und Walter Mick.

Zahlreiche Flakhelfer erinnerten sich später in Briefen aus der Stellung an den „lieben Jörgen" an die positiv erlebte gemeinsame Zeit. Ein ehemaliger Angehöriger der Gebietsfeldscherschar hat mir kürzlich nach ausführlicher Rücksprache die Aktivitäten der Einheit unter Leitung von Schmidt-Voigt vollauf bestätigt.

In den letzten Kriegstagen Frankfurts war der Kriegsgebietsarzt Dr. Schmidt-Voigt möglicherweise allein in der HJ-Residenz am Mainufer. Zwei Tage vor Einmarsch der Amerikaner am 27. März 1945 sollten die 10–14 Jahre alten Buben des Jungvolkes unter Leitung von Bannführer Heilar Rieper evakuiert werden. Schon in Seligenstadt wurde der geplante Weitertransport durch einen Jaboangriff verhindert.[39]

Leitender Arzt im Krankenhaus Eppstein in der Nachkriegszeit

In den letzten Kriegsmonaten suchten aufgrund der zahlreichen Luftangriffe und der Zerstörung vieler Kliniken zunehmend auch Erwachsene das Hilfskrankenhaus in Eppstein auf.

Auf Veranlassung des Eppsteiner Bürgermeisters Fritz Maul wurde das Hilfskrankenhaus nach dem Zweiten Weltkrieg von der Stadt Eppstein übernommen. Für die nunmehr geplante Erweiterung mit Neubauten war überwiegend Landrat Heinrich Weiss, der Dr. Schmidt-Voigt seit 1943 persönlich kannte, verantwortlich. In einer

39 Bericht des ehemaligen Fähnleinführers Heinz Städtler, der Heilar Rieper bei der Evakuierung begleitete. Heinz Städtler war ein Klassenkamerad von mir (1939-1943), er hat es mir persönlich erzählt.

Erklärung vom 28. November 1946 berichtete Weiss, der als früheres SPD- und Gewerkschaftsmitglied mehrfach wochenlang in Gestapogefängnissen festgehalten worden war, dass er sich nach der Entlassung jedes Mal eingehend mit Schmidt-Voigt unterhalten und dabei dessen entschiedene Ablehnung des Nationalsozialismus festgestellt habe.[40] Manchmal habe er ihn auch zur Vorsicht wegen seiner scharfen Äußerungen ermahnen müssen. Auch über die Aktivitäten in der HJ-Feldschereinheit war Weiss informiert. Als er nach Kriegsende 1945/46 als Landrat tätig war, blieb er mit Dr. Schmidt-Voigt weiter in Verbindung. Der leitende Krankenhausarzt habe, so Weiss, nach Kriegsende vorübergehend Probleme gehabt, da beim Zusammenbruch 1945 eine nicht unerhebliche Anzahl von Bewohnern des Kreises – angeblich „aus Angst" – von ihm abgerückt sei. Trotz amtlicher Aufforderung habe Dr. Schmidt-Voigt seinen Weggang entschieden abgelehnt, da er ein reines Gewissen habe. So sei er durch seine Standhaftigkeit dem Krankenhaus Eppstein erhalten geblieben.

Noch am 14. November 1945 beantragte der Landrat für Dr. Schmidt-Voigt die Zulassung zur kassenärztlichen Tätigkeit bei der Ärztekammer in Frankfurt, zumal das Haus ständig mit 60 Betten aus allen Bevölkerungsschichten belegt sei.[41] Der Vorsitzende der Ärztekammer in Frankfurt, Dr. Mündel, bestätigte am 13. Dezember 1948 nach Lizenzbeantragung die vorläufige Einsetzung von Dr. Schmidt-Voigt als praktischer Arzt in Eppstein, nachdem ihn die Spruchkammer rechtskräftig als Mitläufer eingestuft hatte.[42]

40 Erklärung von Heinrich Weiss vom 28.11.1946, in der Spruchkammerakte, s. Anm. 3.
41 Antrag des Landrates in der Akte Dr. Schmidt-Voigt im Archiv der Landesärztekammer Hessen.
42 Schreiben Dr. Mündel im Archiv der Landesärztekammer.

Bei der Einweihung des Neubaues der Klinik im Februar 1955 stellte der Hessische Innenminister Zinnkann fest: „Aus einer Kriegsnotwendigkeit entstanden, hat sich das ehemalige Hilfskrankenhaus in Eppstein/Taunus dank seiner hervorragenden ärztlichen Leistungen zu einem allgemeinen Krankenhaus entwickelt, das aus dem Main-Taunus-Kreis nicht mehr wegzudenken ist."[43] Dr. Schmidt-Voigt hatte inzwischen seit dem 30. November 1949 die vorläufige Anerkennung als Facharzt für Innere Erkrankungen und erweiterte das diagnostische und therapeutische Spektrum in seiner Klinik im Laufe der Zeit ständig.

Fazit

Zusammenfassend kann gesagt werden, dass zahlreiche Dokumente und Erinnerungen von Zeitzeugen Dr. Jörgen Schmidt-Voigts mutiges und aufrechtes Verhalten in der NS-Zeit belegen. Zu seiner kritisch-distanzierten Einstellung zum Nationalsozialismus dürfte der Einfluss des Vaters und der Schule, vertreten durch den Klassenlehrer Prof. Otto Schumann, wesentlich beigetragen haben. Seine Position als HJ-Arzt habe er benutzt, so Schmidt-Voigt, um „Sand in das Kugellager des Nationalsozialismus zu streuen"[44]. Seine Aktivitäten als aktiven Widerstand einzuordnen, erscheint freilich doch als etwas überzogen. Dennoch: Es gehörte damals viel Mut

43 Festschrift zur Einweihung des Krankenhaus Neubaues Eppstein im Februar 1955. Stadtarchiv Eppstein/Ts.
44 Anlage zum Meldebogen Dr. Schmidt-Voigt von 31.11.1946 in der Spruchkammerakte, s. Anm. 3; Eidesstattliche Erklärung von Dr. Berglar-Schröer vom 18.10.1946 in der Spruchkammerakte, s. Anm. 3.

und Überzeugungskraft dazu, mit offenen Worten und einer festen Haltung zu bestehen, und dies allein verdient hohe Anerkennung.

Literatur und Quellen der Archivakten

Richard Hey: Die schlafende Schöne in Formalin und andere frühe Erinnerungen. Ullstein Verlag 2003 München

Hans Böckler: Schule in der Kriegszeit 1939–1945 mit Nachtrag. Dokumentarbericht und Erinnerungen von Zeitzeugen der ehemaligen Falk-Mittelschule Frankfurt. Das Buch liegt vor in der Deutschen Bibliothek, Universitätsbibliothek und im Stadtarchiv Frankfurt

Hessisches Hauptstaatsarchiv Wiesbaden
Stadtarchiv Frankfurt
Archiv Lessing-Gymnasium
Archiv Landesärztekammer Frankfurt
Archiv des Instituts für Geschichte der Medizin an der Universität Frankfurt
Bundesarchiv Berlin
Universitätsarchiv Frankfurt
Deutsche Bibliothek Frankfurt
Staatsarchiv Hamburg
Stadtarchiv Eppstein/Taunus
Universitätsarchiv Köln
Nachlass Dr. Schmidt-Voigt

Besonderen Dank für die sachkundige Beratung bei der Suche nach Archivakten an Dr. Diether Degreif, Hessisches Hauptstaatsarchiv Wiesbaden, und Dipl.-Kfm. Vicente Such-Garcia, Universitätsarchiv Frankfurt am Main, und an den Referenten in der Hauptgeschäftsführung der Landesärztekammer, Olaf Bender.

Für den Empfang zu einem persönlichen Gespräch und die leihweise Überlassung des schriftlichen Nachlasses sowie Fotografien von Dr. Schmidt-Voigt bedanke ich mich herzlich bei Frau Elena Schmidt-Voigt.

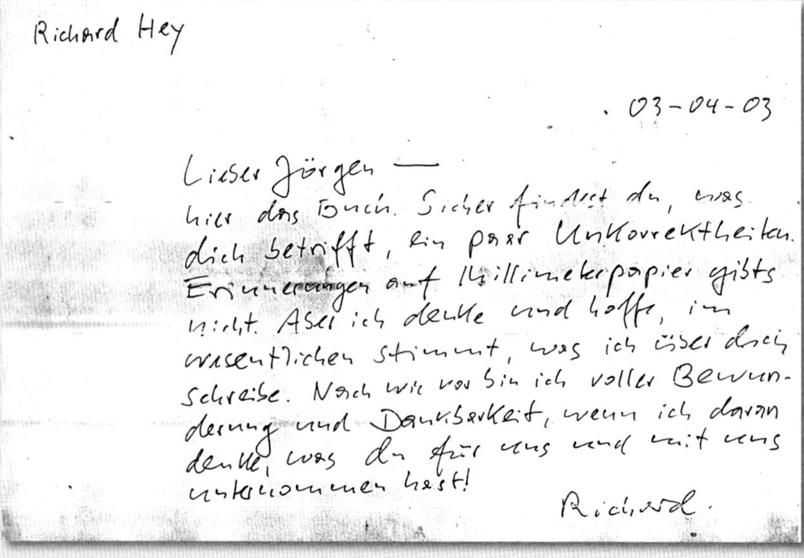

Richard Hey

03-04-03

Lieber Jörgen —
hier das Buch. Sicher findest du, was
dich betrifft, ein paar Unkorrektheiten.
Erinnerungen auf Millimeterpapier gibts
nicht. Aber ich denke und hoffe, im
wesentlichen stimmt, was ich über dich
schreibe. Nach wie vor bin ich voller Bewun-
derung und Dankbarkeit, wenn ich daran
denke, was du für uns und mit uns
unternommen hast!

Richard.

Brief von Richard Hey an Jörgen Schmidt-Voigt. Der Brief und das Buch Die schlafende Schöne in Formalin *befinden sich im Archiv des Ikonen-Museums Frankfurt a. M.*

Textauszug aus:

Die schlafende Schöne in Formalin

Richard Hey, Ullstein Verlag 2003, S. 61–67

Am HJ-Leben nahm ich nicht mehr teil. Solln die mich doch holen kommen, dachte ich. Wie trotzdem der Kontakt mit dem HJ -Gebietsarzt zustande kam, dem Obersten im Gau Hessen-Nassau, weiß ich nicht mehr. Auch nicht, wo das erste Gespräch stattfand. Wohl aber, dass ich diesem Mann von etwa Ende zwanzig sofort vertraute, obschon seine braune Uniform derjenigen meines Vaters glich. Da müssen von ihm wie nebenbei ein paar Worte gefallen sein, die mich aufhorchen ließen. Die mich dazu brachten, eines Nachmittags zusammen mit zwanzig, fünfundzwanzig anderen Jungen erwartungsvoll in einem Raum der Frankfurter HJ-Zentrale zu sitzen, Residenz des Bannführers, einer heruntergekommenen alten Villa am Mainufer, früher sicher in jüdischem Besitz. Wir erfuhren, dass aus uns eine so genannte Feldscher-Einheit werden sollte, was bedeutete, dass wir eine Ausbildung als Sanitäter erhalten würden, um bei Sportveranstaltungen, Aufmärschen, Geländespielen der HJ eingesetzt zu werden.

In Wahrheit ging es diesem Doktor als Gebietsarzt um weit mehr. Die Feldscher-Einheit war Oberfläche, Tarnung. Zwar wurden wir gründlich unterrichtet, und nicht nur im Mullbindenaufwickeln, Schienenanlegen, Wiederbeleben, sondern auch, wie regelrechte Medizinstudenten, in Physiologie und Chemie. Zum Beispiel weiß ich seitdem, dass laut damaligem Lehrbuch Kohlehydrate aldehyd- oder ketonartige Abkömmlinge mehrwertiger aliphatischer Alkohole sind. Aber indem wir uns beim Lernen auch selbst besser kennen lernten, kamen wir dahinter, dass viele von uns Schwierigkeiten in ihrer HJ-Vergangenheit gehabt hatten.

Jörgen, auf seinen Wunsch redeten wir den Gebietsarzt titellos an, hatte offenbar ein besonderes Auswahlprinzip für seine Feldscher-Einheit befolgt, mochte aber, wie er später erklärte, seine Pläne nicht sofort offen legen. Auch er wollte uns erst besser kennen lernen. In der Tat verschwanden nach kurzer Zeit einige der Feldscher-Anwärter, die sich den Anforderungen nicht gewachsen fühlten, der eine oder andere kam dazu. Schließlich blieben ein paar mehr als ein Dutzend übrig. Die hatte der Gebietsarzt sich also herausgefiltert, indem er lange Zeit beharrlich in verschiedenen Frankfurter HJ-Gruppierungen nach Hitlerjungen fragte, die negativ aufgefallen waren. Seine Autorität reichte aus, um die gewünschten Informationen zu erhalten. Er beobachtete, führte Gespräche, prüfte, nahm nicht jeden. Diejenigen, die übrig blieben, versammelte er dann in der Villa am Mainufer.

Es ging ihm um nichts weniger als die Schaffung einer antinazistischen HJ-Einheit. Ein wahrhaft abenteuerliches Unternehmen. Soviel ich weiß, hat es nirgendwo im Großdeutschen Reich vergleichbar Waghalsiges gegeben. Dabei wurden wir ja wirklich zu guten Sanitätern ausgebildet, und zwar von jungen Wehrmachtärzten oder Medizinstudenten in den letzten Semestern, Freunden von Jörgen. Für Mediziner galt damals die offizielle Regelung: abwechselnd ein Semester Studium, ein Semester Kriegsdienst auf den Schlachtfeldern Russlands oder sonstwo. Wenn mich die Erinnerung nicht täuscht, erschien Jörgen in unserer Feldscherausbildungszeit nie in Wehrmachtuniform; möglicherweise war er als unabkömmlich einstweilen zurückgestellt, weil er dem Reich als Hitlerjugend-Gebietsarzt wichtigste Dienste leistete. Oder, mag sein, seine nicht sehr stabile Konstitution schützte ihn vorerst. Er war mager, hochgewachsen, sehr blass, trug wie Schumann dicke Brillengläser, galt als hervorragender Arzt. Später erfuhr ich, dass er sich in dieser Zeit zum Herzspezialisten hatte ausbilden lassen. Nahm er Routineuntersuchungen an erkrankten oder verletzten Hitlerjungen vor, wirkte er meistens ruhig, heiter, Mut machend. Aber er konnte auch kühl abweisend sein, verschlossen, unnahbar.

Einige von uns waren bei diesen Untersuchungen stets dabei, zunächst als Zuschauer, um zu lernen, dann schon als Helfer mit Tupfern, Kanülen, Pflasterstreifen, Tabletten, Verbänden. Während der Ausbildung aber hörten wir abends nun immer wieder und immer häufiger Vorträge von Jörgen und seinen Freunden zu Themen der Literatur, der Philosophie, der Musik, der Malerei. So lernten wir auch und vor allem Dichter, Komponisten, Maler kennen, die von den Nazis verfolgt oder totgeschwiegen wurden, deren Werke nicht erwähnt werden durften. Ich war ja ganz gut vorbereitet, hörte aber trotzdem Neues, vor allem über jüdische Kultur als wichtigen Bestandteil der deutschen Kultur.

Zwischendurch gab es Berichte derer, die vorübergehend von „draußen“ zurückkamen, Berichte von solch schonungsloser Offenheit über Wesen und Praxis des Raub- und Vernichtungskriegs, den die Wehrmacht für heilig Vaterland in Russland führte, dass ich Mühe hatte, sie zu fassen, zu verarbeiten. Den andern gings ähnlich. Jörgen und seine Freunde werden sich überlegt haben, wie viel sie uns zumuten konnten, ohne dass der eine oder andere durchdrehte. Wissende zu werden, meinten sie wohl, müssten wir aushalten, um widerstehen zu können. Das war schon hart. Fast unerträglich, was wir über die SS erfuhren. Der Toten Tatenruhm, wie dumpf trommelnde Vergangenheitsverbieger heute zu deren Ehren skandieren, bestand für uns damals aus Wörtern wie Auschwitz, Treblinka, Ghetto von Warschau, Ghetto von Wilna. Nie werde ich den Abend vergessen, als ein Freund Jörgens über seine Erlebnisse in Polen berichtete. „Ich weiß nicht, ob es einen jüdischen Rachegott gibt“, sagte er, „aber ich seh ihn hinter jedem Gebüsch. Wir werden furchtbar bezahlen müssen. Und können nur dankbar sein, wenn wir lebend davonkommen.“

Schon bald beschäftigte mich die Frage, was Jörgen veranlasst haben könnte, mit dieser ebenso tollkühnen wie kalt kalkulierten Methode die Nazi-Mordmaschine zu sabotieren, uns zu Mitbewohnern einer zwar ständig bedrohten, aber lebensnotwendigen Gegenwelt zu machen, eben jener Gegenwelt, die ich schon, auf andere Weise, durch Schumann, Bornemann und den hanseatischen Kaufmann kennen gelernt hatte. Sein Vater, so wurde erzählt, von ihm selbst oder einem der Freunde, bin mir da nicht sicher, pensionierter Direktor einer Frankfurter Oberschule, schwer zuckerkrank, erbitterter Feind der Nazis, brauchte viel Insulin, wenn die Nazis Erfolge feierten. Kamen schlechte Nachrichten für die Nazis, damals noch selten genug, war er beschwerdefrei. Ziemlich früh verständigten sich beide darüber, dass von außen das Nazi-Terrorsystem nur durch Krieg zu beseitigen wäre. Innerhalb Deutschlands hatte kein bewaffneter Kampf gegen das System eine Chance. Einzelne Sprengstoff-Attentäter oder Untergrundkämpfer, so ehrenwert die auch seien, kommunistisch oder sonstwie organisiert, sie würden nichts bewirken, sondern rasch entdeckt und hingerichtet werden. Es gebe nur eine einzige Möglichkeit effektiven Widerstands: das System von innen her zu lähmen, auszuhöhlen. Und alles zu stärken, zu bewahren, was durch das System vernichtet werden sollte. Das System zu benutzen, um es zu zerstören. Das war hochgesteckt, aber, nehme ich an, doch mit der von heute her gesehn natürlich utopischen Hoffnung verbunden, anderswo kämen andere auf gleiche Ideen, und ein Ende von Krieg und Massenmord könnte schneller erreichbar sein. Bis dahin gelte: sich vorzubereiten auf die Zeit danach.

Also entschloss sich Jörgen zu einer rücksichtslosen NS-Karriere. Die katastrophalen Folgen im Fall des Scheiterns bedachte er gewiss, hielt Scheitern aber offenbar für unwahrscheinlich. Denn auch hier wieder: keine Denunziation. Er hatte uns gut ausgesucht. Beabsichtigte der Bannführer, sich über die Fortschritte der Feldscher-Ausbildung zu informieren, erfuhr Jörgen das rechtzeitig. In der Nazi-Hierarchie stand er wohl höher als der Bannführer, wenn auch der Bannführer dort Hausherr war, wo wir uns trafen. Und so fand er uns Feldschere über Kohlehydrate und Streckverbände gebeugt, das Verhältnis von Grillparzer zu Beethoven diskutierend, und sprach anerkennende markige Worte über die notwendige Verbindung von Bildung und Gesundheit, die der deutsche Mann für sein Volk entwickeln und bewahren müsse. Nach Krieg und Gefangenschaft starb er in Jörgens Armen an Syphilis, sagte noch, er habe alles gewusst.

Gelegentlich wurde dennoch deutlich, wie gefährdet wir waren. Einer von uns, Norbert, wurde angezeigt, weil er sich in der Öffentlichkeit schamlos abfällig über den Nationalsozialismus geäußert hätte. Norbert, asketisch, absoluter Spinner, faszinierte mich. Es hieß, er experimentiere zu Hause heimlich im Keller mit Säuren und Ultrakurzwellen. Welch kühne Verbindung von Forschungsgebieten! Gern hätte ich ihm bei der Arbeit zugesehn. Leider lud er weder mich noch andere ein, forschte einsam. Ich hielt ihn für einen genialen künftigen Wissenschaftler. Vielleicht wäre er der auch geworden. Aber er hat den Krieg nicht überlebt. Damals verhörte ihn die Gestapo in ihrem Quartier in der Lindenstraße. Man benachrichtigte Jörgen. Der Gebietsarzt erschien in voller NS-Montur, beschimpfte Norbert, der sein Vaterland aus Geltungssucht beschmutzt habe, aber die werde er ihm schon austreiben, und verprügelte ihn derb vor den wohlgefällig grinsenden Gestapo-Beamten. Da sie fanden, dass Norbert ja in den besten Händen sei, verzichteten sie auf eine weitere Untersuchung des Falls. Und Norbert begriff, dass Jörgen ihn gerettet hatte. Nicht nur ihn, vermutlich. Uns alle.

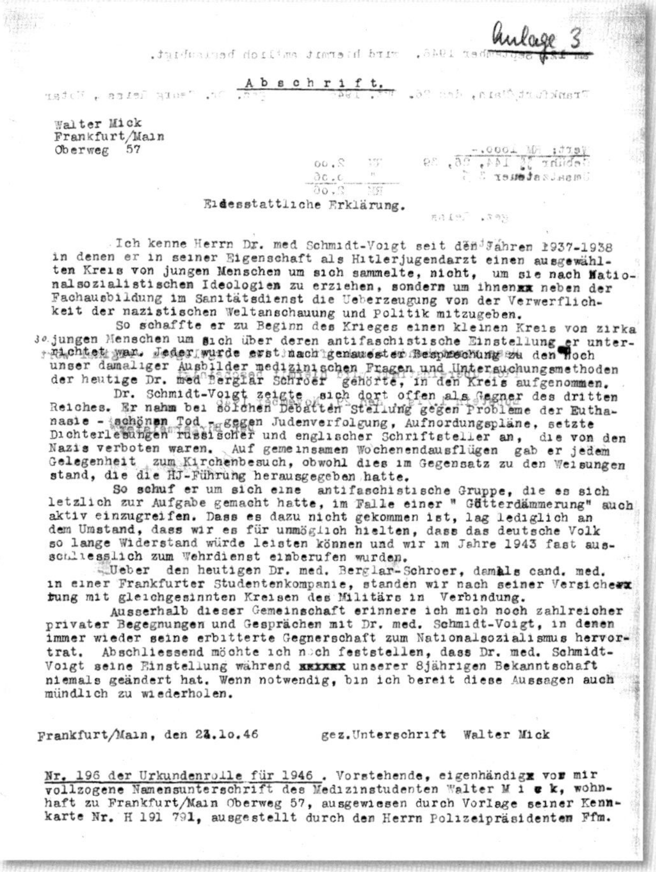

Anlage 3

A b s c h r i f t.

Walter Mick
Frankfurt/Main
Oberweg 57

Eidesstattliche Erklärung.

Ich kenne Herrn Dr. med Schmidt-Voigt seit den Jahren 1937-1938 in denen er in seiner Eigenschaft als Hitlerjugendarzt einen ausgewählten Kreis von jungen Menschen um sich sammelte, nicht, um sie nach Nationalsozialistischen Ideologien zu erziehen, sondern um ihnen neben der Fachausbildung im Sanitätsdienst die Ueberzeugung von der Verwerflichkeit der nazistischen Weltanschauung und Politik mitzugeben.

So schaffte er zu Beginn des Krieges einen kleinen Kreis von zirka 30 jungen Menschen um sich über deren antifaschistische Einstellung er unterrichtet war. Jeder wurde erst nach genauester Besprechung zu dem noch unser damaliger Ausbilder medizinischen Fragen und Untersuchungsmethoden der heutige Dr. med Berglar Schroer gehörte, in den Kreis aufgenommen.

Dr. Schmidt-Voigt zeigte sich dort offen als Gegner des dritten Reiches. Er nahm bei solchen Debatten Stellung gegen Probleme der Euthanasie - schönen Tod - gegen Judenverfolgung, Aufnordungspläne, setzte Dichterlesungen russischer und englischer Schriftsteller an, die von den Nazis verboten waren. Auf gemeinsamen Wochenendausflügen gab er jedem Gelegenheit zum Kirchenbesuch, obwohl dies im Gegensatz zu den Weisungen stand, die die HJ-Führung herausgegeben hatte.

So schuf er um sich eine antifaschistische Gruppe, die es sich letzlich zur Aufgabe gemacht hatte, im Falle einer " Götterdämmerung" auch aktiv einzugreifen. Dass es dazu nicht gekommen ist, lag lediglich an dem Umstand, dass wir es für unmöglich hielten, dass das deutsche Volk so lange Widerstand würde leisten können und wir im Jahre 1943 fast ausschliesslich zum Wehrdienst einberufen wurden.

Ueber den heutigen Dr. med. Berglar-Schroer, damals cand. med. in einer Frankfurter Studentenkompanie, standen wir nach seiner Versicherung mit gleichgesinnten Kreisen des Militärs in Verbindung.

Ausserhalb dieser Gemeinschaft erinnere ich mich noch zahlreicher privater Begegnungen und Gesprächen mit Dr. med. Schmidt-Voigt, in denen immer wieder seine erbitterte Gegnerschaft zum Nationalsozialismus hervortrat. Abschliessend möchte ich noch feststellen, dass Dr. med. Schmidt-Voigt seine Einstellung während unserer 8jährigen Bekanntschaft niemals geändert hat. Wenn notwendig, bin ich bereit diese Aussagen auch mündlich zu wiederholen.

Frankfurt/Main, den 24.1o.46 gez.Unterschrift Walter Mick

Nr. 196 der Urkundenrolle für 1946 . Vorstehende, eigenhändig vor mir vollzogene Namensunterschrift des Medizinstudenten Walter M i c k, wohnhaft zu Frankfurt/Main Oberweg 57, ausgewiesen durch Vorlage seiner Kennkarte Nr. H 191 791, ausgestellt durch den Herrn Polizeipräsidenten Ffm.

Auszug aus der eidesstattlichen Erklärung von Walter Mick, 24 (?).10.1946, Entnazifizierungsakte von Schmidt-Voigt im Hauptstaatsarchiv Wiesbaden, Sign. 520 F (A–Z)

„Ich kenne Herrn Dr. med. Schmidt-Voigt seit den Jahren 1937–1938 in denen er in seiner Eigenschaft als Hitlerjugendarzt einen ausgewählten Kreis von jungen Menschen um sich sammelte, nicht, um sie nach nationalsozialistischen Ideologien zu erziehen, sondern um ihnen neben der Fachausbildung im Sanitätsdienst die Überzeugung von der Verwerflichkeit der nazistischen Weltanschauung und Politik mitzugeben. […] Dr. Schmidt-Voigt zeigte sich dort offen als Gegner des Dritten Reiches. Er nahm bei solchen Debatten Stellung gegen Probleme der Euthanasie – schönem Tod – gegen Judenverfolgung, Aufnordungspläne, setzte Dichterlesungen russischer und englischer Schriftsteller an, die von den Nazis verboten waren. Auf gemeinsamen Wochenendausflügen gab er jedem Gelegenheit zum Kirchenbesuch, obwohl dies im Gegensatz zu den Weisungen stand, die die HJ-Führung herausgegeben hatte."

Anlage 6

Abschrift.

Universitäts-Kinderklinik
F r a n k f u r t/a.Main
Direktor Prof. Dr. de Rudder

Frankfurt/Main, den 10.Juli 1945
Eschenbachstr. 14

E r k l ä r u n g.

Herrn Dr. Schmidt-Voigt kenne kch seit seiner Studentenzeit, d.h. seit dem Jahre 1938, wo er eine umfangreichere Arbeit unter Leitung meines langjährigen Oberarztes Prof. Dr. Bennholdt-Thomsen an der Univ. Kinderklinik begann. Ich hatte in den inzwischen verflossenen 7 Jahren vielfach Gelegenheit mit ihm auch ausser-berufliche Fragen zu besprechen, zumal ich bald einen Kollegen in ihm kennenlernte, der dem Ideenkreis des Nationalsozialismus ablehnend gegenüberstand. Er gehörte zu jener Generation, die gezwungen war, äusserlich in mancher Hinsicht parteilich mitzumachen, der aber stets versuchte aus dieser Tätigkeit noch möglichst Gutes im Sinne der alten Moral und Ethik herauszuholen. Dr. Schmidt-Voigt hat manche Sorgen und Pläne in dieser Hinsicht mit mir und meinem Mitarbeiter Bennholdt-Thomsen besprochen, er organisierte in dieser Hinsicht Feldscherkurse, in denen das alte ärztliche Denken möglichst gepflegt wurde, er bemühte sich um Betätigung klassischer Musik innerhalb der HJ, um auf diese Weise da und dort in Jugendlichen den Keim zu einem anständigen Denken und einer anständigen Weltanschauung zu legen. Ich erlebte es, dass Mütter mit nationalsozialistischer Haltung mir andeuteten, dass Dr. Schmidt-Voigt doch nicht Nationalsozialistisch in seinem Denken und daher in der HJ nicht tragbar zu bezeichnen wäre, was mich meinerseits veranlasste, Herrn Dr. Schmidt-Voigt zu Vorsicht zu mahnen und ihm Ratschläge zu geben, insbesondere nachdem er durch Weggang meines Oberarztes und engen Freundes ~~xxxxxxx~~ Professor Bennholdt-Thomsen und durch diesen die Funktion des stellvertretenden Gebietsarztes übernahm, um auf diese Weise mehr Einfluss innerhalb der HJ in dem geschilderten Sinn zu erhalten. Er konnte durch diese Tätigkeit manches Unrecht bessern und manchem Jugendlichen helfen. Ich weiss dass Herr Dr. Schmidt-Voigt auch aus einer Familie stammt, die unter dem Nationalsozialismus vieles erlitt, sein Vater wurde, wegen seiner politischen Einstellung und als ehemaliger Freimaurer aus seiner Stellung als Leiter des Lehrerseminars seinerzeit entlassen

gez. Unterschrift de Rudder
Prof. de Rudder

Auszug aus der eidesstattlichen Erklärung von Direktor Prof. Dr. de Rudder, Frankfurt/Main, 10.07.1945, Entnazifizierungsakte von Schmidt-Voigt im Hauptstaatsarchiv Wiesbaden, Sign. 520 F (A–Z)

Herrn Dr. Schmidt-Voigt kenne ich seit seiner Studentenzeit, d. h. seit dem Jahre 1939, wo er eine umfangreiche Arbeit unter Leitung meines langjährigen Oberarztes Prof. Dr. Bennholdt-Thomsen an der Univ. Kinderklinik begann. Ich hatte in den inzwischen verflossenen 7 Jahren vielfach Gelegenheit, mit ihm auch außerberufliche Fragen zu besprechen, zumal ich bald einen Kollegen in ihm kennenlernte, der dem Ideenkreis des Nationalsozialismus ablehnend gegenüberstand. […] Dr. Schmidt-Voigt hat manche Sorgen und Pläne in dieser Hinsicht mit mir und meinem Mitarbeiter Bennholdt-Thomsen besprochen, er organisierte in dieser Hinsicht Feldscherkurse, in denen das alte ärztliche Denken möglichst gepflegt wurde, er bemühte sich um Betätigung klassischer Musik innerhalb der HJ, um auf diese Weise da und dort in Jugendlichen den Keim zu einem anständigen Denken und einer anständigen Weltanschauung zu legen. Ich erlebte es, dass Mütter mit nationalsozialistischer Haltung zu mir andeuteten, dass Dr. Schmidt-Voigt doch nicht nationalsozialistisch in seinem Denken und daher in der HJ nicht tragbar zu bezeichnen wäre, was mich meinerseits veranlasste, Herrn Dr. Schmidt-Voigt zu Vorsicht zu mahnen.

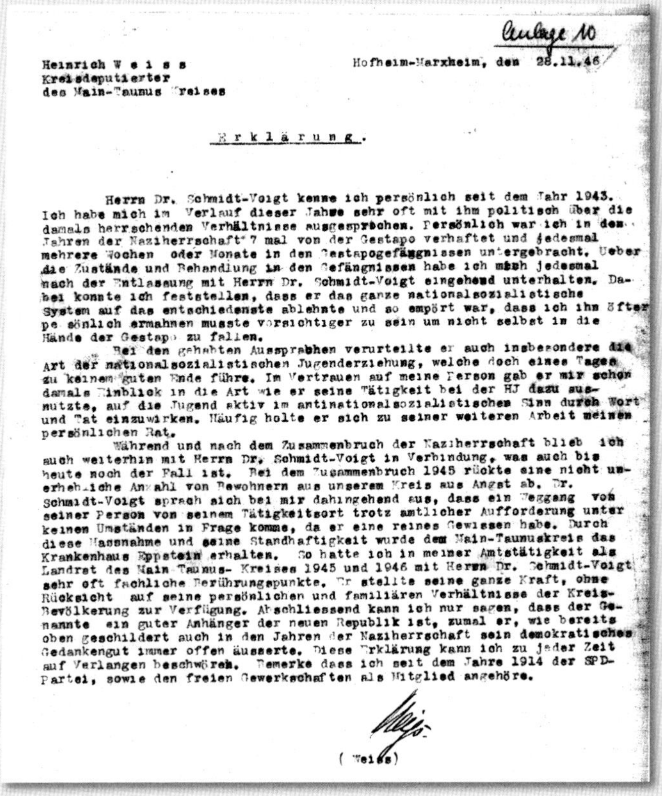

Anlage 10

Heinrich W e i s s
Kreisdeputierter
des Main-Taunus Kreises

Hofheim-Marxheim, den 28.11.46

E r k l ä r u n g .

Herrn Dr. Schmidt-Voigt kenne ich persönlich seit dem Jahr 1943. Ich habe mich im Verlauf dieser Jahre sehr oft mit ihm politisch über die damals herrschenden Verhältnisse ausgesprochen. Persönlich war ich in den Jahren der Naziherrschaft 7 mal von der Gestapo verhaftet und jedesmal mehrere Wochen oder Monate in den Gestapogefängnissen untergebracht. Ueber die Zustände und Behandlung in den Gefängnissen habe ich mich jedesmal nach der Entlassung mit Herrn Dr. Schmidt-Voigt eingehend unterhalten. Dabei konnte ich feststellen, dass er das ganze nationalsozialistische System auf das entschiedenste ablehnte und so empört war, dass ich ihn öfter persönlich ermahnen musste vorsichtiger zu sein um nicht selbst in die Hände der Gestapo zu fallen.

Bei den gehabten Aussprachen verurteilte er auch insbesondere die Art der nationalsozialistischen Jugenderziehung, welche doch eines Tages zu keinem guten Ende führe. Im Vertrauen auf meine Person gab er mir schon damals Einblick in die Art wie er seine Tätigkeit bei der HJ dazu ausnutzte, auf die Jugend aktiv im antinationalsozialistischen Sinn durch Wort und Tat einzuwirken. Häufig holte er sich zu seiner weiteren Arbeit meinen persönlichen Rat.

Während und nach dem Zusammenbruch der Naziherrschaft blieb ich auch weiterhin mit Herrn Dr. Schmidt-Voigt in Verbindung, was auch bis heute noch der Fall ist. Bei dem Zusammenbruch 1945 rückte eine nicht unerhebliche Anzahl von Bewohnern aus unserem Kreis aus Angst ab. Dr. Schmidt-Voigt sprach sich bei mir dahingehend aus, dass ein Weggang von seiner Person von seinem Tätigkeitsort trotz amtlicher Aufforderung unter keinen Umständen in Frage komme, da er eine reines Gewissen habe. Durch diese Massnahme und seine Standhaftigkeit wurde dem Main-Taunuskreis das Krankenhaus Eppstein erhalten. So hatte ich in meiner Amtstätigkeit als Landrat des Main Taunus- Kreises 1945 und 1946 mit Herrn Dr. Schmidt-Voigt sehr oft fachliche Berührungspunkte. Er stellte seine ganze Kraft, ohne Rücksicht auf seine persönlichen und familiären Verhältnisse der Kreis-Bevölkerung zur Verfügung. Abschliessend kann ich nur sagen, dass der Genannte ein guter Anhänger der neuen Republik ist, zumal er, wie bereits oben geschildert auch in den Jahren der Naziherrschaft sein demokratisches Gedankengut immer offen äusserte. Diese Erklärung kann ich zu jeder Zeit auf Verlangen beschwören. Bemerke dass ich seit dem Jahre 1914 der SPD-Partei, sowie den freien Gewerkschaften als Mitglied angehöre.

(Weiss)

Auszug aus der eidesstattlichen Erklärung von Heinrich Weiss, Kreisdeputierter des Main-Taunus Kreises. Hofheim-Marxheim, 28.11.46, Entnazifizierungsakte von Schmidt-Voigt im Hauptstaatsarchiv Wiesbaden, Sign. 520 F (A–Z)

Herrn Dr. Schmidt-Voigt kenne ich persönlich seit dem Jahr 1943. Ich habe mich im Verlauf dieser Jahre sehr oft mit ihm politisch über die damals herrschenden Verhältnisse ausgesprochen. Persönlich war ich in den Jahren der Naziherrschaft 7-mal von der Gestapo verhaftet und jedes Mal mehrere Wochen oder Monate in den Gestapogefängnissen untergebracht. Über die Zustände und Behandlung in den Gefängnissen habe ich mich jedes Mal nach der Entlassung mit Herrn Dr. Schmidt-Voigt eingehend unterhalten. Dabei konnte ich feststellen, dass er das ganze nationalsozialistische System auf das Entschiedenste ablehnte und so empört war, dass ich ihn öfter persönlich ermahnen musste vorsichtiger zu sein, um nicht selbst in die Hände der Gestapo zu fallen. Bei den gehabten Aussprachen verurteilte er auch insbesondere die Art der nationalsozialistischen Jugenderziehung, welche doch eines Tages zu keinem guten Ende führe. Im Vertrauen auf meine Person gab er mir schon damals Einblick in die Art, wie er seine Tätigkeit bei der HJ dazu ausnutzte, auf die Jugend aktiv im antinationalsozialistischen Sinn durch Wort und Tat einzuwirken.

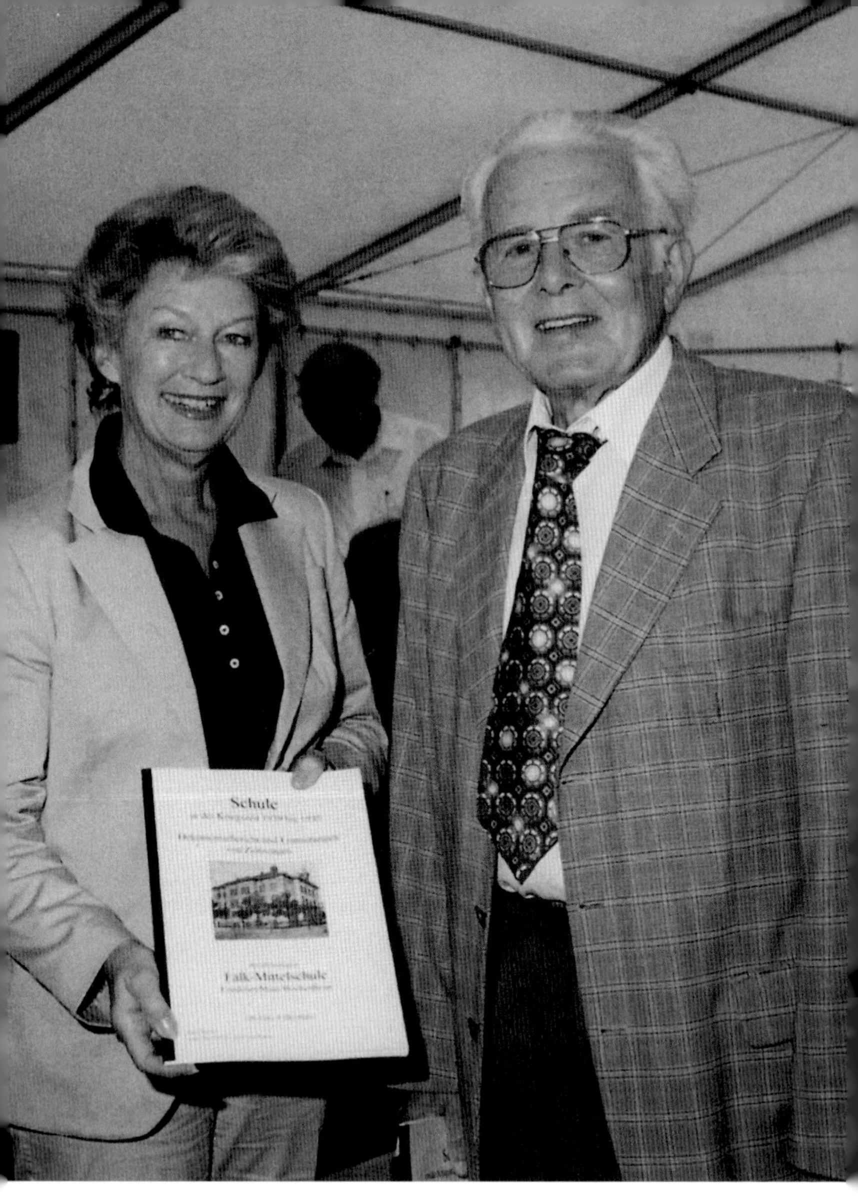

Dr. Hans Böckler übergibt 2006 der Frankfurter Oberbürgermeisterin Petra Roth sein Buch Schule in der in der Kriegszeit 1939–1945 *anlässlich der 100-Jahr-Feier der Falk-Realschule.*

Eine schwierige und vielseitige Recherche

Interview mit Dr. Hans Böckler

Herr Dr. Böckler, von Ihnen hat das Ikonen-Museum den Impuls erhalten, eine fundierte Publikation über Dr. Schmidt-Voigt herauszugeben, die Ihre Recherchen über seine gegen das Regime gerichteten Aktivitäten während der NS-Zeit enthält. Sie sind ebenfalls Arzt – war dies der Anlass für Ihre Nachforschungen?

Ja und nein. Primär fing es im Jahre 2005 mit dem Buch *Schule in der Kriegszeit* an. Zuvor habe ich noch zum Thema Hitlerjugend und Schule in Zusammenhang mit Schmidt-Voigt recherchiert. Meine Mitgliedschaft bei der Feldscher-HJ und meine Feldscherprüfung bei Kriegsgebietsarzt Dr. Schmidt-Voigt war der Anlass, nach Unterlagen im Stadtarchiv Frankfurt zu suchen. Doch sie hatten keine entsprechenden Akten. Auch im Staatsarchiv Wiesbaden gab es nur fragmentarische Unterlagen über die Feldscher-HJ. Erst im Anschluss daran bin ich wieder in Kontakt gekommen mit Dr. Eugen Kahl, den ich aus der damaligen Zeit kannte. Und zwar ganz zufällig durch einen Zeitungsartikel, in dem es um die Ehrung des verstorbenen Vaters ging, der als praktischer Arzt in der NS-Zeit Juden rettete. Nach dem Kontakt gab er mir ein Buch von Richard Hey, seines Klassenkameraden, mit dem Titel *Die schlafende Schöne in Formalin.* Darin waren auch Erinnerungen über Dr. Schmidt-Voigt enthalten. Und es war die Rede von einer antinazistischen HJ-Einheit unter seiner Leitung, die uns beide nicht bekannt war, und deswegen habe ich mich entschlossen, weiter zu recherchieren. Die Akten im Staatsarchiv in Wiesbaden haben die Fakten bestätigt. Das war Anlass in weiteren Archiven zu forschen.

Haben Sie Dr. Schmidt-Voigt persönlich gekannt?
Ich habe ihn nur einmal kurz persönlich kennengelernt. Das war im Jahr 1942 anlässlich der Feldscherprüfung. Sonst bestanden keinerlei Kontakte.

Sie waren zuletzt über 20 Jahre am Marienkrankenhaus Frankfurt als Chefarzt tätig, haben sich aber intensiv mit der deutschen Geschichte während des Nationalsozialismus befasst und sind Autor mehrere Bücher. Was genau interessiert Sie an diesem Thema?
Das stimmt, ich bin Autor von Dokumentationsberichten: Im Jahr 2004 erschien mein Buch *Der Entschluss. Die Flucht eines aktiven deutschen Offiziers 1942 von der Krim in die Schweiz* und ein Jahr später das zweite Buch *Schule in der Kriegszeit 1939–1945*.

Meine Eltern und deren Freunde hatten damals eine nach außen verdeckte antinationalsozialistische Einstellung. Ich war nun daran interessiert, einer möglichen gleichen Haltung anderer Personengruppen in der NS-Zeit nachzugehen. Ein Beispiel einer solchen Haltung entdeckte ich bei Kriegsgebietsarzt Dr. Schmidt-Voigt. Bei mir zu Hause befanden sich die Tagebücher und ein Erfahrungsbericht des desertierten Offiziers Leutnant

Ludwig Metz aus den Kriegstagen und seiner Flucht. Er war der Bruder meiner Frau. Ich fand den Beitrag sehr interessant und dachte, dass dieses Thema durch Akten aus den Archiven erweitert und anschließend veröffentlicht werden könnte. Und in Bezug auf *Schule in der Kriegszeit* – da hat sich aus einer trivialen Geschichte eine echte Leidenschaft entwickelt. Bei mir lagen noch viele alte Hefte und Bücher herum. Und ich beschloss, sie mit einem Klassenkameraden digital zu erfassen. Und erst bei der Durchsicht der Themen während der NS-Zeit realisierten wir ihre Bedeutung. Und es wurde richtig spannend. Ich machte es mir zur Aufgabe, sie zusammenzufassen und herauszugeben.

Wie erfuhren Sie über Dr. Schmidt-Voigts antinationalsozialistische Haltung und entsprechende Aktivitäten?
Dass Schmidt-Voigt an einer antinazistischen HJ-Einheit beteiligt war, habe ich erst – wie mein alter Freund Eugen Kahl – durch das Buch von Richard Hey erfahren. Weiterhin fanden sich zahlreiche Informationen in Akten des Staatsarchivs und mit Hilfe von Zeitzeugen.

Kannten Sie sich alle untereinander?
Nein, wir kannten uns nicht alle untereinander. Eugen Kahl und Richard Hey gingen in dieselbe Klasse auf das Lessing-Gymnasium, wie auch Schmidt-Voigt, doch Jahre später. Vom Gymnasium kannten sie ihn (Schmidt-Voigt) nicht. Richard Hey war in der „Elite-Feldschereinheit“, unter der direkten Leitung von Schmidt-Voigt. Und Eugen Kahl und ich (Hans Böckler) kannten uns aus der allgemeinen Feldscher-HJ.

Woher wusste Eugen Kahl, dass es sich bei der Publikation von Richard Hey Die schlafende Schöne in Formalin *um Dr. Schmidt-Voigt handelt, obwohl im Text nur von einem „Jörgen" die Rede ist?*

Richard Hey ist 2004 verstorben. Aber noch zu seinen Lebzeiten hat sich Eugen Kahl mit ihm über die damaligen Zeiten unterhalten, weil beide in der Feldscher-HJ waren. Und natürlich haben sie sich auch über den „höchsten Führer" – und das war ja der damalige Kriegsgebietsarzt Dr. Schmidt-Voigt – unterhalten. Und da habe Richard Hey gesagt: „Ich habe Schmidt-Voigt auch in den Erinnerungen erwähnt." Beide waren, wie ich, in der Feldscher-HJ und er war der Chef. Und insofern war es von vornherein klar, dass es sich bei „Jörgen" um Schmidt-Voigt handelt. Übrigens auf den Seiten 167 und 168 schreibt Hey, dass er „Jörgen, den Herzspezialisten", in Königstein besuchte, „wo er in seiner Praxis Herzkranke aus aller Welt behandelte".

Wussten Sie damals schon, dass der Vater von Dr. Eugen Kahl in der NS-Zeit Juden rettete? Wann haben Sie davon erfahren?

Auf die erste Frage – nein. Ich kannte Eugen Kahl aus der damaligen Zeit – 1942/43 – durch die Teilnahme in der Feldscher-HJ. Er hatte nichts darüber erzählt, dass sein Vater Juden versteckt hätte. Es war damals unmöglich, über so etwas zu reden. Nein, ich hatte es nicht gewusst, nur gemerkt, dass sie gegen das NS-Regime eingestellt waren, doch das kann man nicht erzählen, das hätte damals den Kopf gekostet. Um Gottes willen!

Erfahren habe ich darüber erst, als ich die Artikel 2006 in der *Frankfurter Rundschau* und *FAZ* las: Da ging es um die Ehrung des verstorbenen Vaters. Dr. Eugen Kahl hat für seinen verstorbenen Vater die Ehrenurkunde *Gerechte unter den Völkern* in Berlin vom Botschafter Israels erhalten. Der Name des Vaters – Dr. Fritz Kahl – ist eingetragen in der Gedenkstätte *Yad Vashem*, Tel Aviv. Übrigens: In Frankfurt ist ein Platz nach ihm und seiner Frau Margarete benannt, in Bockenheim, hinter der Frauenfriedenskirche.

War es schwierig, die verschiedenen Informationen zusammenzutragen?
Sehr schwierig, weil ich in vielen Archiven, insgesamt elf, bundesweit, recherchieren musste. Auf der anderen Seite erhielt ich große Unterstützung durch Dr. Diether Degreif, Hessisches Hauptstaatsarchiv, Dr. Konrad Schneider, Stadtarchiv Frankfurt am Main, und Olaf Bender, Landesärztekammer.

Konnten Sie Zeitzeugen befragen?
Ja. Einerseits einen ehemaligen Angehörigen der Gebietsfeldscherschar, der namentlich nicht genannt werden möchte, die ehemalige Assistentin im Hilfskrankenhaus in Eppstein, Frau Brandenburg, und Dr. Hamacher, Frauenarzt. Des Weiteren einen alten Schulfreund Dr. Schmidt-Voigts, Dr. Wissfeld, mit dem Dr. Schmidt-Voigt in den letzten Jahren musizierte. Dr. Wissfeld meldete sich bei mir, nachdem ich im Hessischen Ärzteblatt über Dr. Schmidt-Voigts Tätigkeit während des Nationalsozialismus geschrieben hatte. Er freute sich, dass sich noch jemand an Schmidt-Voigt erinnerte. Er habe sich einmal im Monat in Schmidt-Voigts Haus in Königstein zum Musizieren getroffen. Er habe Klavier gespielt und

Schmidt-Voigt Geige. Und Schmidt-Voigts Frau Elena habe ihm dabei über die Haare gestrichen, weil er gut Klavier gespielt habe. Bis kurz vor seinem Tod sei er mit Schmidt-Voigt zusammen gewesen. Und er sei gut drauf gewesen … Und dann noch Dr. Wulf Thiele aus Frankfurt. Er setzte sich ebenfalls mit mir in Verbindung, nachdem er den Artikel im *Hessischen Ärzteblatt* gelesen hatte. Er kannte Schmidt-Voigt aus den Jahren 1938 und 1939, damals hatte er einen Sanitätskurs unter seiner Leitung besucht. Und – er ist ebenfalls ein Schüler des Lessing-Gymnasiums. Schon interessant, wie viele Absolventen aus diesem Gymnasium auf Empfehlung von Prof. Schumann zu Schmidt-Voigt gegangen sind.

Was würden Sie Dr. Schmidt-Voigt persönlich sagen wollen, wenn er noch unter uns wäre?
Ich würde ihn nachträglich beglückwünschen zu seinem mutigen und aufrechten Verhalten in der NS-Zeit. Dazu dass ihn niemand bei der Gestapo angezeigt hat und alles gut ausgegangen ist.

Ich danke Ihnen für das Interview.

Er wurde verehrt wie ein Halbgott

Interview mit Pater Friedhelm Mennekes S.J.

Pater Mennekes, wie würden Sie Ihr Verhältnis zu Dr. Jörgen Schmidt-Voigt beschreiben?
Ich hatte stets ein herzliches Verhältnis zu ihm. Es war nicht nur freundschaftlich, manchmal wie zwischen Vater und Sohn, oder vielleicht genauer wie zwischen Lehrer und Schüler. Ich habe sehr viel von ihm gelernt: wie man Kunst betrachtet, wie man mit seinem Wissen demütig umgeht und es nicht zelebriert. Wir haben uns 1979 kennengelernt und uns dann seit 1985 regelmäßig, häufig wöchentlich gesehen. Immer wenn ich später in den Rotary-Club nach Königstein ging, besuchte ich ihn vorher und wir gingen zusammen dorthin. Diese Regelmäßigkeit mündete in ein tiefes Verhältnis, das mir sehr viel gegeben hat. Ich habe von ihm gelernt, über Bilder nicht kunsthistorisch zu reden, sondern immer leicht, immer erzählerisch. Für mich war er so etwas wie ein Missionar in Sachen Ikonen. In diesem Sinne nutzte ich seine Ausstrahlung, seine Ambitionen als leidenschaftlicher Sammler, um in Nied die Legitimation oder auch den Segen für das Ausstellen moderner Kunst in der Kirche Sankt Markus zu erhalten.

Wie haben Sie Dr. Schmidt-Voigt kennengelernt?
Durch Vermittlung von Rita Hinz, einer Architektin in Nied, die selbst eine stattliche Anzahl von Ikonen besaß.

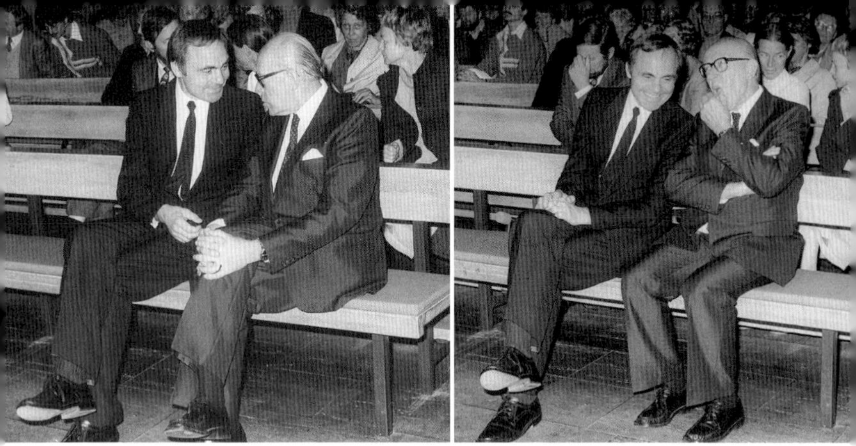

Pater Friedhelm Mennekes und Jörgen Schmidt-Voigt bei der Ausstellungseröffnung in der Kirche in Nied, Frankfurt a.M. 1985

Sie unterstützte mich sehr in meiner Arbeit als Pfarrer. Sie gab mir den Hinweis, in Königstein gäbe es einen renommierten Arzt, der auch Ikonen sammle. Mit seiner Hilfe könne ich sicherlich wunderbare Ikonen ausstellen. Ich hatte den emotionalen Wert der Ikonen sehr schnell erkannt. Ich rief ihn also kurzerhand an und hatte direkt einen Zugang zu ihm. Er hatte mich sofort herzlich aufgenommen. Umgehend verfielen wir in lange Schwärmereien und in unsere gemeinsame Auffassung von der Wichtigkeit der Kunst. Aber Sammler schwärmen leicht, nur ihre Beute rücken sie nicht gerne raus. Auch er hatte Angst um seine Kostbarkeiten. Zum Glück kannte ich den Polizeipräsidenten von Höchst. Schnell heckten wir aus, dass die Ikonen auf ihrer Fahrt runter ins Tal der Nidda von einem Polizeiwagen eskortiert wurden. Die Ikonen waren streng bewacht. Als Schmidt-Voigt sah, wie wir mit seinen Schätzen umgingen, war er sehr zufrieden. Wir haben fast sieben Jahre in Nied zusammengearbeitet und viele Ausstellungen mit seinen Ikonen gemacht. Zu mancher hat er selbst mich sogar verlockt. Eigentlich wollte ich ja moderne Kunst zeigen und nicht so viele Ikonen-Ausstellungen. Aber heilige Ikonen kommen immer gut an und machen bei den Leuten gute Laune. Diese Zusammenarbeit war sehr inspirierend. Er war begeistert und wusste zu begeistern. Wir steckten uns gegenseitig an und wussten andere mitzuziehen.

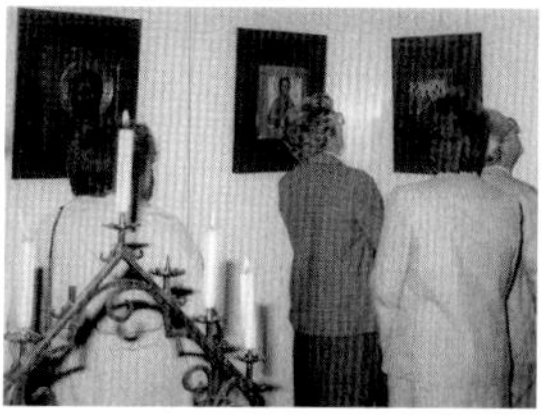

Die Ikonen-Ausstellung in der Kirche Frankfurt-Nied zog viele Besucher in ihren Bann.

Wie viele Ausstellungen haben Sie gemeinsam gemacht?
Es waren sicherlich an die 15. Es gab die größeren Jahresausstellungen und dann die zu bestimmten Festen, zu Nikolaus, zu Weihnachten, zu verschiedenen Marienfesten. Der Höhepunkt war sicherlich das Thema *Medizin und Ikonen*. Da war er wie nirgends sonst in seinem Metier. Hier lag übrigens die Wiege seiner Begeisterung.

Wie haben Sie ihn in der Kirche in Nied erlebt?
Er war hier sehr engagiert. Die Kirche war fast immer voll, wenn er redete. Die Ikonenfreunde kamen von weither. Er wurde von allen verehrt wie ein Halbgott. Und er genoss es. Bei uns war er immer der große Sammler, ein bisschen mystifiziert. Er wusste viele wundersame Geschichten zu erzählen. Da war er wie Beuys. Beide warteten mit stets neuen Storys auf. Sie waren auf ihre Weise immer wahr, aber nicht im kriminalistischen Sinne. Sie waren reine Kunstwerke. Schmidt-Voigt war von Haus aus evangelisch, aber sehr stolz, wenn er bei mir auf der katholischen Kanzel stand. Hier sprach er immer frei. Schaute selten in sein Manuskript, war immer gut vorbereitet und wusste deshalb die Menschen zu fesseln.

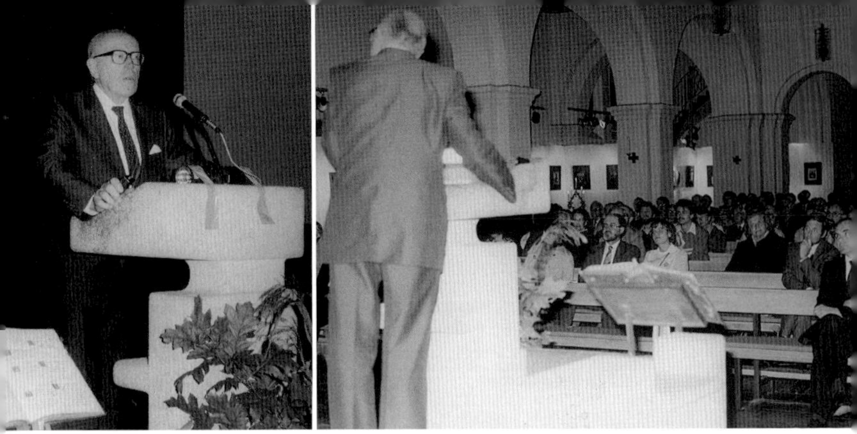

Dr. Schmidt-Voigt am Rednerpult bei einem Diavortrag mit Ikonen-Darstellungen in der Kirche Frankfurt-Nied. Pannen gab es nie, denn er plante alles bis ins kleinste Detail.

Bei einer dieser „Storys" ging es ja auch um vermeintliche Beuys-Bilder.

Was die Kunst betraf, kamen wir aus verschiedenen Welten. Natürlich war Beuys für Schmidt-Voigt ein Scharlatan. Und über alles, was ich in St. Markus in Nied oder später in St. Peter zu Köln zeigte, konnte er nur mit dem Kopf schütteln. Für ihn gab es nur die alte Kunst und die alten Ikonen. Eines Tages rief er mich also an und sagte. „Pater, kommen Sie doch mal. Sie haben mich wirklich von Ihrem Beuys überzeugt. Vor allem da, wo der Beuys mit der Medizin umgeht, da spüre ich etwas Besonderes ..." Ich eilte erregt und voller Illusionen zu ihm ins Bad Sodener Krankenhaus. Dort hingen in der Tat drei Installationen mit den Bezeichnungen „Gastroenterologie I bis III". Zu sehen waren unter anderem Schläuche und Schwämme und darunter der Namenszug „Joseph Beuys". „Wo haben Sie das her?", fragte ich ihn. „Ja, es wurde mir zum Kauf angeboten und ich habe es hier nur zum Anschauen", antwortete er. Schmidt-Voigt hatte mich reingelegt. Natürlich waren die Installationen nicht von Beuys. Er selbst hatte das so arrangiert. Ich bin ihm voll auf den Leim gegangen. Damals war ich

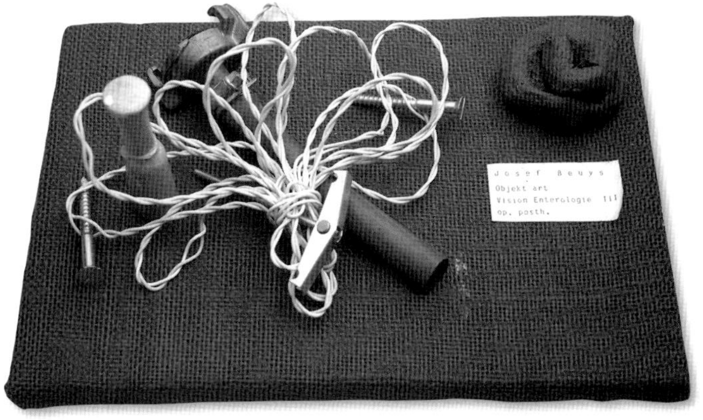

Schmidt-Voigts Fassung eines „echten Beuys" mit dem Titel Objekt art. Vision Enterologie III op. posth. *1988.*

bei Beuys noch unsicher, kannte das ganze Werk nicht. Obwohl man bei Schmidt-Voigt immer den Schalk erahnte, konnte er ihn auch sehr gut verstecken. Hier spielte er mit vielen Ebenen, konnte aber doch immer durch seinen Ernst überzeugen, sodass die Menschen ihm an den Lippen hingen. Doch jetzt setzte er noch eins drauf: Am selben Abend wollten wir uns mit Hilmar Hoffmann zusammensetzten und über die Gründung eines Ikonen-Museums beraten. Mit Beuys in seiner Sammlung wollte er

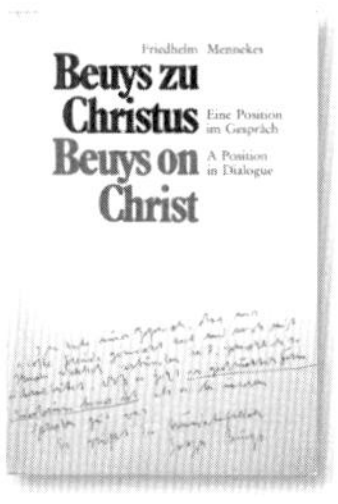

Mennekes Buch Beuys zu Christus – eine Position im Gespräch *erschien 1989. Sogar er als Beuys-Spezialist ließ sich von Schmidt-Voigt täuschen.*

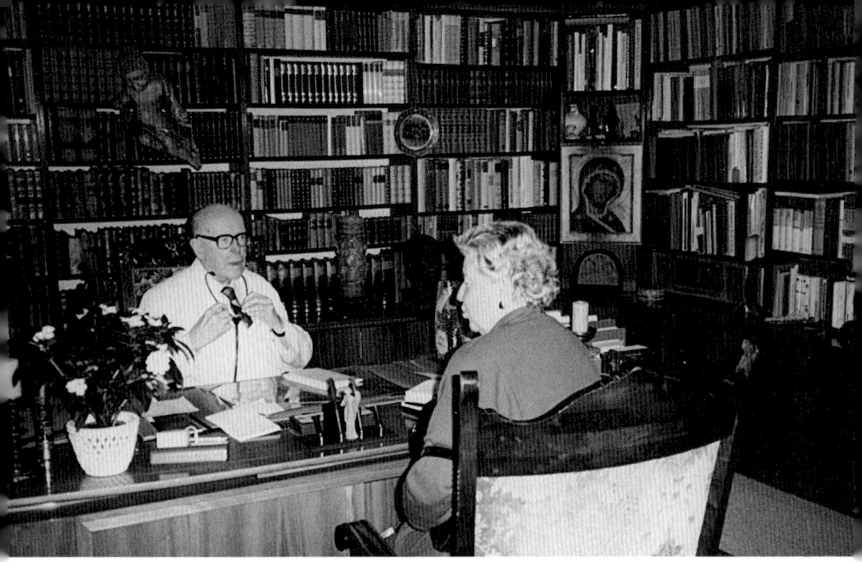

Dr. Schmidt-Voigt in seinem Arbeitszimmer, umgeben von Büchern, Kunst und Ikonen

ihn überzeugen „Das stelle er sich mal vor, einen echten Beuys neben Ikonen", zwinkerte Schmidt-Voigt mir zu. Und so kam es auch. Er liebte es, mit den Erwartungen der Menschen zu spielen, löste aber stets seine Scherze selber auf. Wir haben viel gelacht an dem Abend.

Was für ein Mensch war Schmidt-Voigt?
Nun, er war ein rundum gebildeter Mensch, ein *Homme de Lettre*, aber auch ein *Homme des Icones*, und er war ein Mann mit Humor. Dieser konnte allerdings auch leicht ins Sarkastische kippen. Er lebte aus solchen Distanzen. Er war Arzt und zugleich stellte er den Arzt dar. Wenn Sie in seine Sprechstunde kamen, saß er da – fast wie ein „Heiliger Vater" – sehr inszeniert, umgeben von Büchern und Ikonen. Sie repräsentierten sein Wissen und seine Welt. Aber dieses Wissen hatte Fundament und Herz.

Was hat Sie miteinander verbunden?

Die Orthodoxie hat ihre eigenen Gesetze und Grenzen. Da kommt ein Westler nie rein. Ich kann Ihnen gar nicht sagen, wie verunsichert ich in einem orthodoxen Kloster bin. Ich weiß nicht einmal, wohin mit meinen Händen, so verlegen bin ich da. Da war Schmidt-Voigt gewandter. Natürlich hatte er einen großen Respekt, aber auch Distanz zur Religion, auch zu meinem Amt. Und umgekehrt war es ebenso, zur Wissenschaft und zur Rolle des Arztes. Dieser Respekt trug unsere Freundschaft. Er hat natürlich an mir auch gesehen, dass ich entflammt war – für ihn eigentlich fremde Geister – von der Kunst der Gegenwart. Für ihn war ich auf der falschen Seite. Er wollte mich zur Ikone herüberholen, aber dafür konnte ich mich nie erwärmen. Er und ich waren auf unterschiedliche Weise von der Begegnung mit der Kunst überwältigt. Aber er blieb hier immer rational. Gerne erzählte er von den russischen Ritualen trinkseliger Empfänge. „Zuerst müssen Sie schauen, wo die Blumentöpfe sind", riet er mir. „Man muss einen Ort haben, wo man das Zeug hinkippt. Wenn du da anfängst zu trinken, verlierst du den Überblick, den Verstand, verlierst die coole Seite." Hingehen, mitmachen, sich aber nicht gemein machen, darin war er ein Meister. Nie die Distanz verlieren. Ich denke, unsere Freundschaft hätte nicht so lange gehalten, wenn es nicht dieses Maß, den Stil und die Distanz gegeben hätte. Darin war sie immer auch herzlich, darin lag das Schöne. Es war eine Freundschaft, in der man sich irgendwie näherte, aber in Respekt auseinanderging.

Sie haben sich also in gewisser Weise gegenseitig ergänzt?

Ja, das ist ganz sicher. Jeder lebte in seiner Welt. Wir

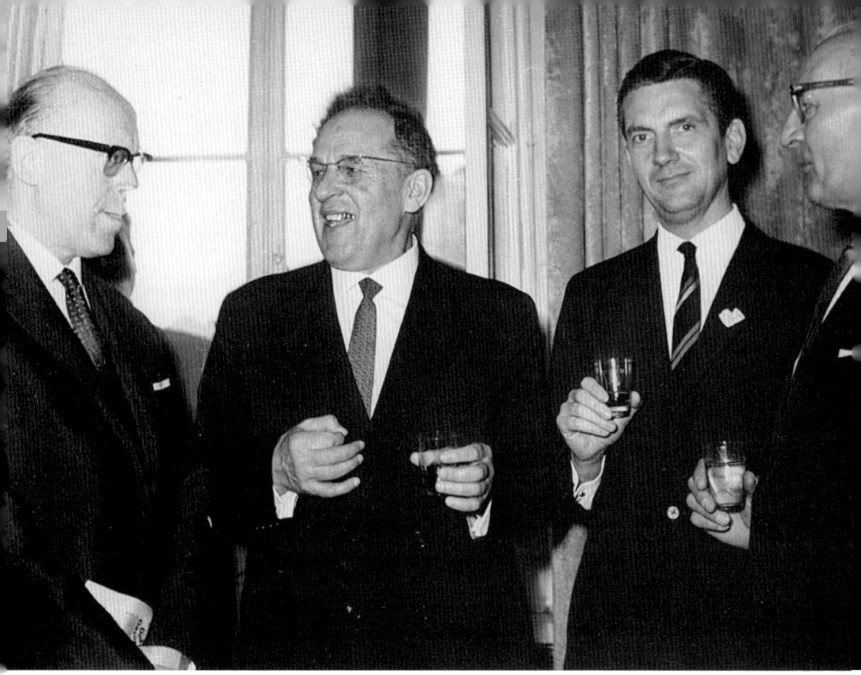

„Zuerst müssen Sie schauen, wo die Blumentöpfe sind. Man muss einen Ort haben, wo man das Zeug hinkippt", so riet Dr. Schmidt-Voigt bezüglich der russischen Rituale trinkseliger Empfänge.

hatten aber auch unsere Gemeinsamkeiten. Und die verschiedenen Welten kamen bei uns im Schönen zusammen.

Wie haben Sie mit ihm zusammengearbeitet? Gab es Differenzen?

Nein, eigentlich nicht. Wir haben viel zusammen gelacht und hatten ein tiefes Einvernehmen. Freilich gab es auch eine Welt, die uns schied, das war die politische Ausrichtung. Da hielt er mich für viel zu naiv. Er konnte schreckliche Weltuntergangsszenarien an die Wand werfen. Und unter ihnen litt er dann auch.

Was schätzte Schmidt-Voigt an den Ikonen?

Bei all seinen vielen Begabungen war Schmidt-Voigt ein nüchterner Mensch, der nicht irgendwelchen Illusionen nachhing. Dennoch war er von der Anmut, der Wertigkeit und der Schönheit der Ikone beeindruckt. Er schätzte sie zunächst ästhetisch. Und als Zweites: Er hat sich sicher auch mit der Welt, die dahintersteht, ernsthaft auseinandergesetzt. Aber er blieb hier immer rational. Ich kann mir darum eigentlich nicht vorstellen, dass er vor einer Ikone je gebetet hätte. Die Ikone war für ihn ein wichtiges Objekt, dem er alle Reverenz erwies. Er schätzte sie entsprechend ihrem Alter, ihres Motivs, ihre Herkunft. Zugleich war er sich auch dem Problem ihrer Entfremdung bewusst. Denn jede Ikone, die in den Westen kommt, ist ja gleichsam entwurzelt. Man beraubt sie ihres Kontextes, der nicht nur örtlich, sondern auch weltanschaulich fixiert ist. Das wusste er. Er war kein Kunsthistoriker. Er war aber auch kein Religions- oder Kulturwissenschaftler. Es war schon Liebe, die ihn hier bewegte, aber auch Leidenschaft, Sammlerleidenschaft vor allem. Aber alles war reflektiert. Er war ein sehr rationaler Mensch.

Welche Bedeutung hatte für ihn als Arzt die Ikone?

Schmidt-Voigt war Protestant. Wenn er über Beuys spottete, habe ich über die Ikonen gespottet. Ich bin halt ein „Westler". Für ihn waren die Ikonen keine Kunst, sondern Kulturobjekte höchster Wertigkeit. Da haben wir uns dann gegenseitig zurückgehalten. Natürlich wusste er von der Macht der Ikone. Aber ich glaube nicht, dass er als rationaler Arzt je mit einer Ikone jemanden zu heilen versucht hätte. Er war kein Scharlatan. Es waren zwei getrennte

Bereiche, sehr „westlich“ behandelt. Einerseits die Wissenschaft, andererseits die Kultur. Dazwischen lag allerdings etwas, was ihm als Arzt eigen war: Er hatte in meiner Sicht schamanistische Attitüden. Ein Beispiel: Ich bin zwar kein Raucher, zünde aber hin und wieder gerne eine Zigarette an. Als Schmidt-Voigt das einmal sah, fragte er mich aufgeregt: „Was, Sie rauchen, Pater?!“ Dieser Ausspruch hatte eine solche Wirkung, dass ich ein Jahr lang keine Zigarette mehr anrührte. Als Arzt hatte er eine unglaubliche Einfühlung, das habe ich erfahren. Viele andere seiner Patienten können das bestätigen. Er war in dem Sinne ein echter, guter Arzt, wo das Auge half, die Stimme, das Sprechen, das Abtasten. Er wusste Heilprozesse in Gang zu setzten. In der Sprechstunde gab er sich dem Patienten zugewandt und weckte Vertrauen – und Selbstvertrauen. Da hatte er übrigens vieles mit Beuys gemeinsam. Aber er war kein esoterischer Arzt. Und natürlich hat er auch die gängigen Arzneimittel verschrieben.

Wie kam es zu der Gründung des Ikonen-Museums? Sie waren ja maßgeblich daran beteiligt.
Manche Dinge wachsen aus sehr unterschiedlichen Kräften. Vielleicht kam die Idee von mir. Ich wusste aus Erfahrung um die Macht von Ikonen, auch von ihrer einladenden Wirkung für die Kunst. Zudem standen sie für die gefährliche Vermischung von Kunst und Religion. Aber ich kannte auch die Lust an der Kunstpräsentation. Und Schmidt-Voigt kannte die Lust des Sammelns. Hier haben wir uns berührt. Wir beide kannten die Versuchungen: zu sammeln, zu provozieren, zu präsentieren. Als Arzt wusste er um das begrenzte Leben. Die Angst vor der Auflösung des Gesammelten war ihm nicht

fremd. Da saßen wir beide in einem Boot. Mit diesem Boot voller Bilder fuhren wir in Kirchen, in Arztpraxen und in Hörsäle überall hin. Aber wir wussten, seinen eigentlichen Heimathafen hatte das Boot im Museum. Wer träumt hier nicht von einer Heimkehr. Zu dieser Vision wusste ich ihn manches Mal zu verführen. Und dann gab es da auch noch Frankfurt und das herrliche Konzept des kreativen und innovativen Kulturdezernenten Hilmar Hoffmann, mit dem er das *Museumsufer* vorantrieb. Ikonen machen die Kunstvermittlung leichter. Sie wirken in ganz andere Bevölkerungsschichten hinein. Deswegen zogen wir bald an einem Strang und plädierten dafür, dass zu einer Museumsmeile auch ein Ikonen-Museum gehört. Natürlich gab es von anderer Seite gleich Einwände und Widerstände. So etwas gäbe es schon in Recklinghausen. Aber da standen die Frankfurter zusammen: „Hier kann man immer etwas besser machen." Und wir hatten wunderbare Freunde. Der Stadtkämmerer Dr. Ernst Gerhardt war der wichtigste dabei. Nur, wo sollte das Museum hin? Als Ort kam bald das barocke Ensemble des Deutschherrenhauses in den Blick, das Oswald Matthias Ungers, der rationalistischste unter den großen Architekten, gerade sanierte und umbaute. Das hielt ich für einen ganz wichtigen Schub, weil auf diese Weise die Ikone in einen rationalen, westlichen Kontext gestellt wurde. Insofern lief es auf der einen Linie gut. Aber es gab auch eine andere: Wir waren immer enttäuscht, dass das Ikonen-Museum nicht selbstständig wurde. Es war für uns eher schwierig zu akzeptieren, dass es ‚nur' Teil des Museums für Kunsthandwerk [Heute Museum für Angewandte Kunst] werden sollte, und wir befürchteten, dass es bei möglichen Einsparungen schnell in seiner Existenz bedroht sein könnte. Hier lag für den Stifter ein Stück Leidensgeschichte, die viele Ängste in ihm aufkommen ließ. Aber bis jetzt ist ja noch alles gut gegangen.

Welche Bedeutung hatte das Ikonen-Museum für Schmidt-Voigt? Fiel es ihm leicht, oder war es für ihn eher schwer, seine Ikonen anderen anzuvertrauen?
Das Ikonen-Museum hat natürlich eine ganz persönliche Note. Der Name ist in seinen Titel eingeschweißt: Stiftung Dr. Jörgen Schmidt-Voigt. Vielleicht hätte der einfache Titel Ikonen-Museum auch gereicht. Ich fürchtete immer um eine Art Rückzieher. So war eine Art Stifter-Kult vorprogrammiert. Aber er hatte seine Freude daran und er war stolz auf ‚sein' Museum. Das war sehr schön. Zwar lief nicht immer alles in seinem Sinn, zwar musste sich das Museum hin und wieder auch gegen eine überstarke Präsenz des Stifters in Bild und Wort und Ton verwehren, aber insgesamt lief alles gut. Das Museum existiert, und das ist für die Ikonen und für Frankfurt das Wichtigste. Natürlich ist es für einen Sammler nicht leicht, etwas, das er in vielen Jahrzehnten und unter höchsten persönlichen Opfern zusammengetragen hat, in die – verzeihen Sie! – kalten und distanzierten Hände von Wissenschaftlern und einer städtischen Obrigkeit zu legen. Aber nirgendwo hat dieser Spagat eine solch stolze Tradition wie hier. Im Übrigen glaube ich nicht, dass er durch das Museum weiterleben wollte. Da war er zu nüchtern. Die Fragen und Ängste mit Tod und Hoffnung verhandelte er – wenn ich das so sagen darf – katholisch. Seine Frau drückte ihm dann eine kleine metallene Reiseikone mit ins Grab.

Im Jahr 2001 erhielt Schmidt-Voigt vom russischen Patriarchen Alexej II. den Orden des heiligen Sergius von Radonesch. *Es war eine Ehrung für das Sammeln russischer Ikonen und die Gründung eines Ikonen-Museums in Frankfurt. Wie schätzen Sie die Auszeichnung ein?*
Der Kontakt nach Russland und zur Orthodoxie war ihm sehr wichtig. Das übertrug sich auch auf seine Liebe zum heiligen Berg Athos. Der dortige Abt des serbischen Klosters, Pater Mitrophan, war oft bei ihm in Königstein zu Besuch. Und er war oft bei ihm in diesem unglaublich herrlichen Kloster. Ich durfte ihn hier zweimal mit anderen Ärzten begleiten, darunter die Chirurgen Prof. Ungeheuer und Prof. Stelter. Als Jesuit hätte ich eigentlich nicht mitgedurft; aber Schmidt-Voigt gab mich als Psychiater aus: „Da fallen Sie am wenigsten auf!" Dann sind wir von Kloster zu Kloster gezogen, haben die kranken Mönche behandelt und weideten unsere Augen an sonst unzugänglichen Schätzen in verwunschenen Orten. Dort konnte ich beobachten, wie Schmidt-Voigt mit Obrigkeiten umzugehen wusste, ganz wie er es seinen alten Geschichten nach beim Obersten Sowiet gelernt hatte. Ich erlebte, wie herzensgern er Mitrophan hatte und wie sehr dieser seinen Arzt schätzte. Mitrophan sagte einmal über ihn: „Dieser Mann verkündet die einheitliche orthodoxe Botschaft!" Das war eine tolle Reverenz an den Sammler und den Arzt zurück. Schmidt-Voigt hat mir immer wieder von Russland, von Sagorsk, von den Klöstern, von den Bischöfen erzählt. Er wollte mich immer dorthin mitnehmen. Aber ich war hier anhaltend etwas scheu. Er berichtete mir dann immer von seinen Erlebnissen in den Klöstern. Er kannte sich da sehr gut aus. Er liebte diese Welt der Mönche und ihrer höheren Geistlichen.

Je höher, desto mehr. Eine Ehrung wie das Erhalten des *Ordens des heiligen Sergius von Radonesch* hat ihn tief berührt und bewegt. Als Gründer eines Museums einem Patriarchen gegenüberzutreten, ist etwas anderes, als nur ein Sammler und Stifter zu sein. Schmidt-Voigt hat nicht nur gegeben, er hat auch viel Dank, Anerkennung und Liebe empfangen. Das hat er sehr genossen; das hat ihn aber auch getragen und für den Schmerz des Stiftens und der Trennung von seinen Schätzen entschädigt.

Ich bedanke mich für das Interview.

Zehn Jahre Ikonen-Museum! Wie Frankfurt fast noch einen Beuys bekam

Von DR. JOSEF BECKER

Ikonen-Museum im Deutschordenshaus. Das bedeutendste seiner Art in Deutschland. Vor 10 Jahren schenkte Jörgen Schmidt-Voigt seine Ikonen der Stadt. Über 800 hatte der Königsteiner Herzspezialist gesammelt. Dabei war seine erste Begegnung mit einer Ikone traumatisch. Ein Christus mit blutendem Herz raubte dem 3-Jährigen den Schlaf.

Schmidt-Voigt, Arzt von Kreml-Größen wie Breschnew, entdeckt den Zusammenhang von Ikonen und Medizin. Im Kloster Sagorsk beeindruckt ihn eine Madonna, die mit ihrer Milch heilt.

Die Schenkung, in schwerer Krankheit beschlossen, macht ihn gesund. Und zum Schalk. Frankfurt hat einen Beuys gekauft, für 25 Millionen. Aus Brett, Schrauben, Schläuchen baut Schmidt-Voigt seinen eigenen Beuys. Bürgermeister und Kulturdezernent sind begeistert, wollen das Werk unbedingt haben. „Die Ikonen kriegt ihr umsonst, den Beuys für 2,5 Millionen." Bingo. Wurde natürlich aufgeklärt.

Jubiläums-Sonderausstellung: Ikonen und Kreuze aus Moskau. Ikonen-Museum, Brückenstr. 3-7. Eintritt diese Woche frei.

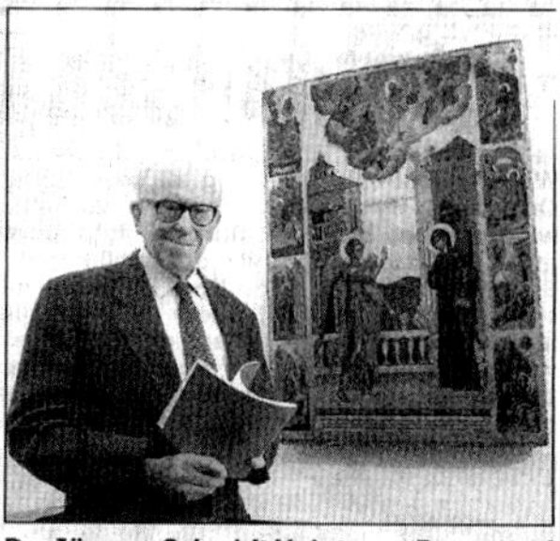

Dr. Jörgen Schmidt-Voigt vor Emmanuel Tzane: „Verkündigung", Venedig 1640 (Eitempera auf Holz).

Zeitungsartikel in der BILD vom 29. März 2000

Auszug aus „Orthodoxe Kostbarkeiten" von Jutta W. Thomasius, Frankfurter Neue Presse, 29. März 2000. In diesem Artikel wird Schmidt-Voigt wie folgt zitiert:

„1986 war ich überzeugt, bald sterben zu müssen. Meine erste Frau hatte ich schon verloren. Erbschleichern, die meine Sammlung wahrscheinlich veräußern würden, wollte ich sie nicht überlassen. Ich signalisierte also der Stadt Frankfurt meine Absicht, sie einem ihrer Museen zu überlassen." Kämmerer Ernst Gerhardt und Kulturboss Hilmar Hoffmann waren begeistert. Hier nun folgt die „wahre Geschichte Nummer drei": „Nachdem Architekt O. W. Ungers bereits mit der Gestaltung eines Ikonenmuseums im Deutschordenshaus beauftragt war, sollte 1988 der Vertrag zwischen mir und der Stadt unterzeichnet werden. Kämmerer, Kulturdezernent und OB Wolfram Brück kamen in mein Haus. Ein paar Tage zuvor hatten sie die Arbeit ‚Blitzgewitter mit Hirsch' von Beuys für ein Sündengeld angekauft. Ich nahm ein Holzbrett, nagelte alte rostige Nägel drauf und garnierte diese dann mit Kautschuk-Hundehäufchen, die ich in einem Scherzartikelladen gekauft hatte, setzte das Signet von Beuys drunter und stellte das Brett vor die Haustüre. Als die Herren kamen, sahen sie es, fragten gleich, wie ich darangekommen sei. Ich erklärte, Beuys habe mir diese Arbeit als Honorar überlassen. Die Herren bekundeten Kaufinteresse. Wollten den Preis wissen. Ich sagte: zehn Prozent von dem, was Sie fürs ‚Blitzgewitter' bezahlten, die Ikonen bekommen sie gratis dazu. Erst als man mich wissen ließ, darüber könne verhandelt werden, verriet ich, dass ich selbst Schöpfer des abstrakten Kunstwerks war."

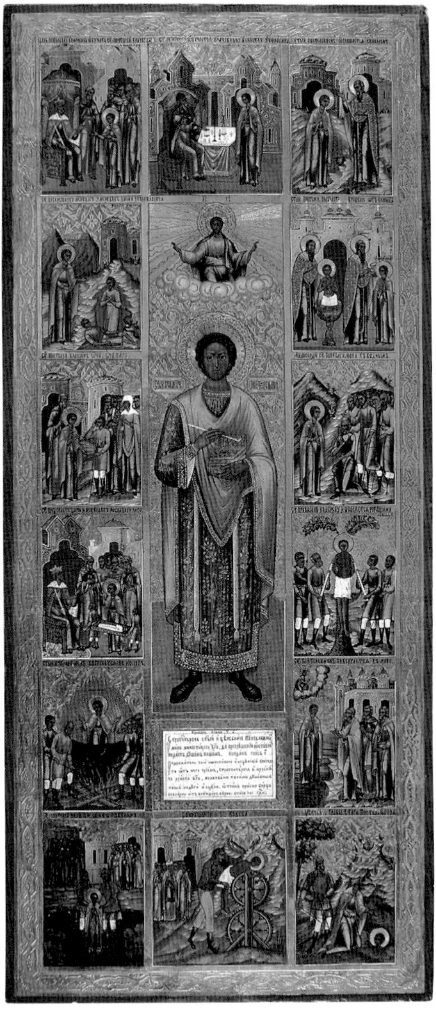

Eines der Prunkstücke im Ikonen-Museum: Die riesige Vitaikone zeigt den Arztheiligen Panteleimon, *Russland 19. Jh.*

Die Verbindung von Ikone und Medizin

Dr. Jörgen Schmidt-Voigt

Der erste Ikonenmaler – ein Arzt

In der Geschichte der frühen christlichen Kunst zeichnet sich etwa vom 5. Jahrhundert an ein bald lebhafter werdendes Bemühen ab, Christus, die Gottesmutter sowie die Apostel in ihrem wahren und individuellen Aussehen sichtbar zu machen. In diesem Bestreben entsteht im 6. Jahrhundert die Legende, dass die ersten und gleichsam authentischen Bildnisse der Gottesmutter von dem Arzt-Evangelisten Lukas gemalt worden sind, einem Schüler und Reisebegleiter des Apostels Paulus. Diese Überlieferung ist im orthodoxen Glaubensbereich bis heute lebendig, wie es zahlreiche Ikonen mit Lukas als Ikonenmaler zeigen. Neben der *Gottesmutter Hodegetria* werden auf Lukas vor allem die Prototypen der Eleusa *Gottesmutter von Korsun* sowie der *Gottesmutter von Vladimir* zurückgeführt. Von diesen beiden „Ur-Ikonen“ weiß die russische Geschichte ein historisch bemerkenswertes Schicksal zu berichten. Darüber hinaus wurden noch weitere Muttergottesbilder schon frühzeitig durch die Legende dem Arzt-Evangelisten Lukas zugeschrieben. Im weiteren Verlauf dieser engen Verbindung zur Ikonenmalerei ist Lukas dann später zum Schutzheiligen auch der Maler erkoren worden.

Christus als Heiler der Kranken

Eine Vielzahl von Ikonen stellt die durch Christus vollzogenen Krankenheilungen dar, die auch unter der Bezeichnung „Wunderheilungen“ überliefert sind und die Christus selbst als wesentlichen Bestandteil seines Wirkens bezeichnet hat. Ihre Kenntnis geht zurück auf die in den Evangelien überlieferten 38 ärztlichen Wundertaten Christi, die uns in realistischen Ikonendarstellungen vor Augen geführt werden. Aus der Fülle dieser engsten Beziehungen zwischen Ikonen und der Medizin, die ein in sich geschlossenes Thema abgeben, seien die folgenden Beispiele vorgestellt:

Die Heilung der Schwiegermutter des Apostels Petrus, wird berichtet von Lukas, Matthäus und Markus. Auf Ikonen wird dieser Vorgang so dargestellt, dass Christus – gefolgt von den Aposteln Petrus, Andreas, Jakobus und Johannes – sich segnend der an Fieber Erkrankten zuwendet. Der entspannte Gesichtsausdruck der Liegenden drückt den Zeitpunkt bereits nach dem heilenden Eingriff mittels Handreichung aus, entsprechend Matthäus 8, 15: „Da griff er ihre Hand an, und das Fieber verließ sie.“

Heilungen durch Berührung oder Handauflegen sind schon in vorchristlicher Zeit bekannt gewesen, so bei chaldäischen Priestern und Brahmanen.

Tacitus (Hist. IV, 81) berichtet von Kaiser Vespasian über Heilungen durch Handauflegen bei Nervenkrankheiten, Lähmungen und Blindheit. Auch die Heilung von einem Fieber ist aus heutiger medizinischer Sicht auf psychischem Wege mit einer protreptischen Methode gläubiger Zuwendung verstehbar.

Als weiteres Beispiel für eine Krankenheilung Christi ist die Auferweckung der Tochter des Synagogenvorstehers Jairus von besonderem medizinischem Interesse, wie sie berichtet wird in Matthäus, Markus und Lukas. Die Szene spielt sich vor dem Eingangstor eines Gebäudes ab, vor dem auf einem Lager die 12-jährige Tochter des Jairus mit bereits wieder aufgeschlagenen Augen liegt. Jesus hatte offensichtlich kurz zuvor seine Rechte der Bewusstlosen bzw. vom Tode Auferweckten gereicht. Der akustische Reiz der bei Markus (5, 41) überlieferten und von Christus laut gerufenen Worte: „Talita kum“ = „Mädchen, ich sage dir, stehe auf“, hat wohl als beschwörender Spruch die Wiederbelebung herbeigeführt.

Aus heutigem medizinischem Verständnis könnte es sich bei dem Mädchen um einen synkopalen oder postepileptischen Dämmerzustand gehandelt haben mit der äußeren Symptomatik eines Scheintodes, ähnlich etwa dem Bild des Morgagni-Adams-Stokes-Anfalles. Die psychische Einwirkung auf den Gehörsinn während der Reanimationsversuche ist dabei ein bekanntes Hilfsmittel. Auch beobachten wir, dass beim Schwund des Bewusstseins bei Scheintoten und Moribunden der Gehörsinn in seiner Funktionstüchtigkeit am längsten überdauert. Zur Feststellung des tatsächlichen Todeseintritts wurden bei den Römern die Sterbenden von Klageweibern angeschrien (*conclamare*). Reagierte der Tote auf die mehrmalige Anrufung mit seinem Namen nicht, so wurde er erst dann endgültig für tot erklärt (*desine, iam conclamatum est*). Wegen ihrer Ähnlichkeit bemerkenswerte Beispiele von Scheintod finden wir bereits bei Plinius in seiner Naturgeschichte (VII, 53).

Ohne Angst vor Verunreinigung oder Ansteckung heilt Christus als der allwissende und liebende Arzt alle ohne

Unterschied der Person; den Geringsten ebenso wie den König. Dabei sind seine Worte, meist zusammen mit der körperlichen Berührung („Behandlung"), seine Arznei bei Krankheiten des Leibes, des Geistes und der Seele. Neben durch Suggestion bewirkter Weckung der eigenen Patientenkräfte ist es der durch die Mitteilung der Kraft Gottes im Glauben bewirkte Einfluss, der die Heilung herbeiführt, gemäß dem Christuswort: (Mk. 16, 17): „Es werden denen, die da glauben, diese Wunder folgen."

Lukas berichtet in seinem Evangelium am ausführlichsten über das Leben Jesu und beschreibt als Arzt mit besonderer Genauigkeit die Krankheiten, die auf wunderbare Weise durch ihn geheilt wurden. Einige dieser Krankenheilungen finden sich nur im Lukasevangelium überliefert, so die Auferweckung des Sohnes einer Witwe. Manches, was den Menschen jener Zeit als Wunder erschien, lässt sich aus heutiger Sicht unschwer auf natürliche Weise erklären, etwa als psychologische Heilung einer psychosomatischen Krankheit.

Ärzte- und Apothekerheilige

Für das Wirken der frühchristlichen Ärzte war bestimmend das im Matthäusevangelium (10, 8-9) überlieferte Gebot Jesu: „Macht Kranke gesund, weckt Tote auf, reinigt Aussätzige, treibt böse Geister aus. Umsonst habt ihr's empfangen, umsonst gebt es auch. Ihr sollt nicht Gold noch Silber noch Kupfer in euren Gürteln haben."

Unter den zahlreichen sich zum Christentum und dieser Forderung bekennenden Ärzten haben Panteleimon sowie das Brüderpaar Kosmas und Damian eine besonders große Verehrung als Beschützer von Ärzten und Apothekern erlangt. Diese Verehrung hat sich bis heute auch in unserem abendländischen Glaubensbereich, u. a. als Kirchenpatronat, erhalten.

Ärzte, die die von Gott verliehene Gabe des Helfens und Heilens ausschließlich aus ihrer Liebe zum Nächsten benutzten, entsprachen somit den damals herrschenden Vorstellungen. Sie sollten weder ein materielles Entgelt für ihre Bemühungen um die Kranken fordern oder erwarten noch freiwillige Dankesgaben annehmen. Man gab ihnen daher den Beinamen „Unentgeltliche", griechisch *Anargyroi*, russ. *Bezserebreniki*. Durch diese Uneigennützigkeit der ärztlichen Hilfeleistung wurden in der Frühzeit des Christentums viele Menschen aus Dankbarkeit zum Christentum bekehrt. Darum ehrte das Volk auch jene heilenden Helfer ganz besonders, die nach diesem selbstlosen Ideal handelten. Unter ihnen treten in der Ikonografie schon früh als besonders bedeutsam der hl. Panteleimon und das Bruderpaar Kosmas und Damian hervor.

Panteleimon (Pantaleon)

Panteleimon-Ikonen zählen zu den verbreitetsten Darstellungen ärztlicher Schutzheiliger, insbesondere in Russland. Da Panteleimon als Märtyrer gestorben ist, wird er mit dem roten Märtyrermantel abgebildet. Weitere ikonografische Attribute sind der Salbenspatel in der rechten Hand sowie der Medikamentenkasten in der linken. Als eine besondere Ausnahme wird er trotz seiner Heiligkeit als „Schöngestalt" stets jung, kraushaarig und bartlos abgebildet; zugleich als Beschützer der Ärzte frontal dem Beschauer zugewandt. Panteleimon wird nicht nur in der Ostkirche verehrt, sondern auch im Westen, wo sein Andenken z. B. als Stadtpatron „Pantaleon" von Köln bis in unsere Tage lebendig ist.

Kosmas und Damian

Der Legende nach waren Kosmas und Damian zwei Ärzte der christlichen Frühzeit, die ebenfalls zahlreiche Kranke als *Anargyroi* unentgeltlich heilten. Ihr Wirkungsbereich lag in der Stadt Aigai in Kilikien. Nach ihrem Märtyrertod um 300 n. Chr. gelangten ihre sterblichen Überreste zunächst nach Kyros in Nordsyrien. Bischof Altfrid von Hildesheim brachte sie um 850 in das Kanonissenstift zu Essen. Über Bremen gelangten ihre Reliquien um 1400 durch Ankauf in die Residenz zu München, von wo sie schließlich 1649 in die Kirche St. Michael überführt wurden. Dort befinden sie sich noch heute in einem prächtigen Reliquienschrein.

Bereits seit dem 4. Jahrhundert wurde Kosmas und Damian als wunderbaren Krankenheilern eine besondere Verehrung in der Christenheit zuteil. Die älteste noch heute erhaltene bildliche Darstellung dieser ärztlichen Schutzheiligen aus der Zeit um 400 befindet sich als Mosaikfries in der Kirche *Hagios Georgios* zu Thessaloniki.

Auf Ikonen erscheinen die beiden Arztheiligen bis in unsere Tage nach dem in den Vorlagen der Malbücher niedergelegten Malkanon als Ärzte in weltlicher Kleidung mit den ärztlichen Attributen des Arzneikastens und des Salbenspatels. Nicht selten werden sie zusammen mit dem Arztheiligen Panteleimon oder mit ihrer Mutter Theodote abgebildet. Im Allgemeinen stehen die beiden Heiligen statuarisch in ganzer Gestalt nebeneinander und frontal zum Betrachter gewandt. In späterer Zeit findet man auf russischen Ikonen die beiden in seitlicher Wendung einander zugekehrt. Die mit dieser Konversationshaltung zum Ausdruck kommende feierlich-statuarische Körpersprache antiker Schauspieler versinnbildlicht die Dialogsituation.

Die Kosmas und Damian zugeschriebenen Wunderheilungen umfassen allgemeine Krankenheilungen, Totenerweckungen sowie Teufelsaustreibungen bei Besessenen entsprechend dem Matthäuswort (10, 8). Insbesondere werden sie verehrt als Helfer bei Epidemien wie Pest, gegen Drüsenleiden sowie gegen „ungesunde Säfte". Einer medizinisch besonders aktuellen Krankenheilung begegnen wir in der auch im Abendland bekannten Transplantation eines Mohrenbeines bei dem Diakon Justinus. In Russland wurden Kosmas und Damian auch als Beschützer der Schmiede und Bettler verehrt. Doch vor allen sonstigen Patronatsbereichen blieben sie, weit über die Ostkirche hinaus, für die ganze Christenheit bis in die Gegenwart die vornehmsten Ärzte und Apotheker. Ihr Festtag wird seit der Kalenderreform am 26. September gefeiert.

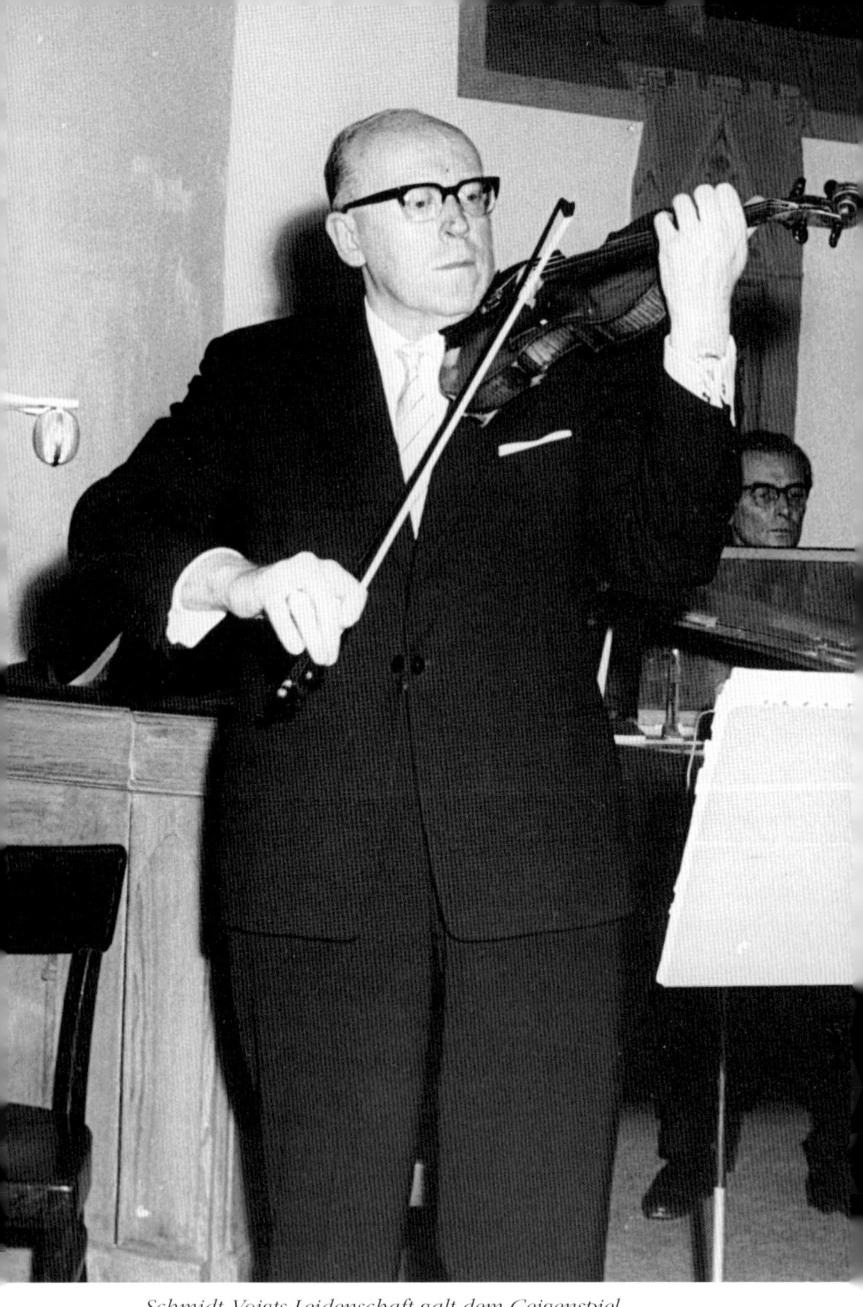

Schmidt-Voigts Leidenschaft galt dem Geigenspiel

Die Musik als ständiger Lebensbegleiter

Diana Farrilli, Musikwissenschaftlerin und freie Mitarbeiterin im Ikonen-Museum Frankfurt a. M.

Jörgen Schmidt-Voigt vereinte in seiner Person herausragende Begabungen, die es ihm erlaubten, sehr verschiedene Bereiche zusammenzubringen. Als Arzt behandelte er unzählige Patienten im In- und Ausland. Seine Sammlerleidenschaft galt den Ikonen, die er als Stifter dem Ikonen-Museum Frankfurt überließ. Und schließlich war er Musiker. Diese Liebe zur Musik und sein bereits früh geschultes Ohr erlaubten es Schmidt-Voigt, seine Fähigkeiten sinnvoll zu verbinden.

Der junge Jörgen wuchs in einer Umgebung voller Rhythmus und Melodien auf. Seine Mutter war Opernsängerin. Als Kind erhielt er Klavierunterricht, mit etwa 13 Jahren kam das Geigenspiel hinzu. Wie stark er von der Musik berührt war, zeigt auch die Themenwahl für die Jahresarbeit zu seiner Reifeprüfung 1936: *Beethovens Violinkonzert op. 61.* Und noch vor dem Krieg verschaffte ihm sein musikalisches Können die Möglichkeit, in der Rundfunkspielschar der HJ zu spielen und auf diese Weise die sonst in jener Zeit zur Pflichtübung zählenden „Geländedienste“ und „Heimabende“ zu umgehen.

Schmidt-Voigt war musikalisch so talentiert, dass ihm die spätere Berufswahl äußerst schwerfiel. Der Schweizer Pianist, Dirigent und Musikpädagoge Prof. Edwin Fischer (1886–1960) legte ihm nahe, Musik zu studieren.[1] Letztendlich entschied sich Schmidt-Voigt für seine zweite Leidenschaft: die Medizin. Trotzdem sollten beide, Edwin Fischer und Jörgen Schmidt-Voigt, privat und musikalisch weiterhin miteinander verbunden bleiben. So fand am 27. Oktober 1957 ein Kammermusikabend im Kurhaus Bad Soden am Taunus statt, mit Edwin Fischer (Klavier), Jörgen Schmidt-Voigt (Violine) sowie dem Solocellisten der Wiesbadener Symphoniker Anton Hoigt. Der Erlös ging zugunsten des im Aufbau befindlichen Städtischen Krankenhauses Eppstein im Taunus, in dem Schmidt-Voigt von 1945 bis 1968 als Chefarzt der Inneren Medizin tätig war.

Auch in dieser anspruchsvollen und zeitlich auslastenden Position behielt er die Gewohnheit bei, jeden Morgen mindestens eine halbe Stunde Violine zu spielen. Sogar wenn er als international renommierter Kardiologe an Ärztekongressen teilnahm oder den sowjetischen Staatschef Leonid Breschnev und dessen Nachfolger Jurij Andropov in Russland behandelte, hatte er immer seine Violine mit im Gepäck.

Sein musikalisch geschultes Gehör diente ihm wiederum bei der Diagnose von Herzkrankheiten. Dr. Hartmut Koch, der unter Schmidt-Voigt im Kreiskrankenhaus Bad Soden/Taunus arbeitete, erinnert sich, wie das Assistententeam immer wieder Schmidt-Voigts Fähigkeit bewunderte, lediglich mithilfe des Stethoskops einen Herzklappenfehler und dessen Schwere exakt bestimmen zu können. Kurz vor seinem Tod bedauerte Schmidt-Voigt in einem Radiointerview 2004, dass dieses genaue Hören bei der Ausbildung zum Mediziner nicht mehr

1 Edwin Fischer ist insbesondere für seine Interpretationen von Bach und Beethoven bekannt und war von 1931 bis 1942 in Berlin als Dozent der Musikhochschule tätig.

ausreichend gelehrt werde, und er beschrieb seine Wahrnehmung der Herztöne recht anschaulich:

„Bum-Bum, Bum-Bum, Bum-Bum, Bum-Bum. Das ist der normale Herzschlag (…). Diese Herztöne werden hervorgerufen durch die Tätigkeit der Herzklappen. Diese Herzklappen schließen die Vorhöfe und die Kammern des Herzens, und das gibt den Ton. (…) Wenn aber an einer Herzklappe nun ein Defekt ist, ein Loch ist, durch eine Entzündung oder durch ein Trauma, durch eine Verletzung, dann bilden sich dort Geräusche. Und dann ist es nicht mehr Bum-Bum, Bum-Bum, sondern Schhhh-Bum, Schhhhh-Bum oder Bum-Schhhhh, Bum-Schhhhh. (…) So ist für die Diagnose eines Panzerherzens keinerlei Instrumentation notwendig, da dabei ein dritter Herzton auftritt: Bum-Bum-Bum, Bum-Bum-Bum, Bum-Bum-Bum. (…) Bei einer Flimmerarrhythmie galoppiert der Herztakt förmlich davon: Bum-Bum Bum-Bum Bum-Bum (schnell). Das kann bis zu 200 Mal in der Minute sein."

Schmidt-Voigt nahm bereits in den 40er-Jahren die Herztöne seiner kranken Patienten auf Schallplatten auf. Auf diese Weise konnte er den jeweiligen akustischen Befund festhalten und jederzeit auf ihn zurückgreifen. Diese Schallplatten sowie seine zahlreichen Lehrbücher galten über Jahrzehnte hinweg als Standardwerke der medizinischen Ausbildung. Damit war gleichzeitig der Grundstein gelegt, gegen Ende der Vierzigerjahre mit seinem Ärzteteam spezielle Herzschallmikrofone zu entwickeln und anhand eines Phonokardiogramms die Herztätigkeit nicht nur hörbar, sondern auch sichtbar zu machen.

Um noch einmal auf den weiter oben beschriebenen Kammermusikabend mit Edwin Fischer zurückzukommen: Dieser Auftritt muss Schmidt-Voigt dazu bewogen

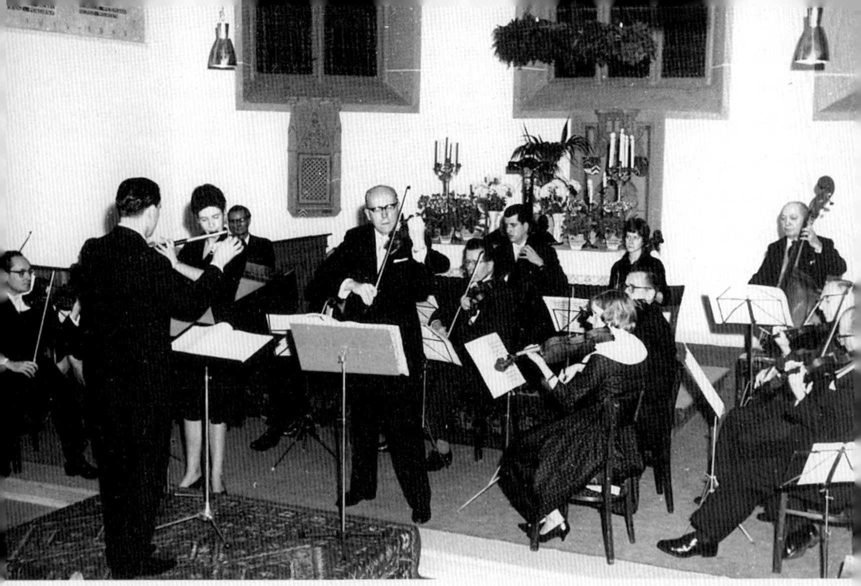

Adventskonzert mit dem Wiesbadener Kammerorchester 1962 in der Eppsteiner Talkirche. Wie zu Bachs Zeiten wurde das Fünfte Brandenburgische Konzert in kammermusikalischer Art geboten, während man heute dieses Konzert meist in großer Besatzung hört. Dirigent: Carl Witzel, Flöte: Erika Borkowsky, Violine: Jörgen Schmidt-Voigt

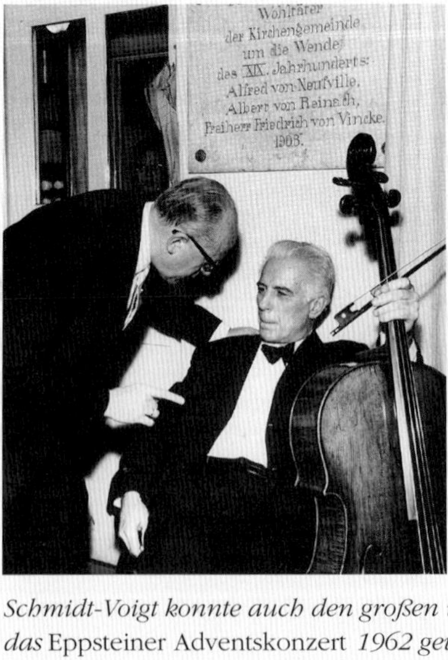

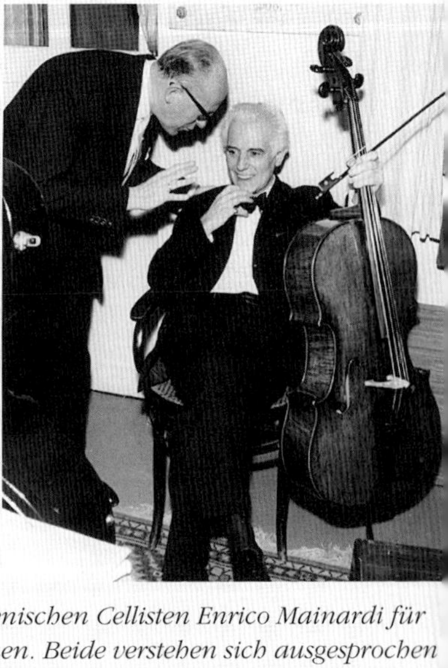

Schmidt-Voigt konnte auch den großen italienischen Cellisten Enrico Mainardi für das Eppsteiner Adventskonzert *1962 gewinnen. Beide verstehen sich ausgesprochen gut: mal ernsthaft ins Gespräch vertieft, mal bei einer der vielen Anekdoten, die Schmidt-Voigt zu erzählen wusste.*

haben, 1957 gleichzeitig die *Eppsteiner Adventskonzerte* ins Leben zu rufen. Auch hier diente 1962 der Erlös des Konzertes sowie die anschließende Schallplatteneinspielung 1963 der Renovierung der Eppsteiner evangelischen Talkirche, einem Bau aus dem 15. Jahrhundert.

Der „Amateur-Musiker" Schmidt-Voigt – wie er sich selbst gern bescheiden bezeichnete – verstand es aufgrund seiner privaten Kontakte, hochkarätige Mitspieler mit ins Boot zu holen: Am 15. und 16. Dezember 1962 fanden zusammen mit dem Wiesbadener Kammerorchester unter der Leitung des noch heute tätigen Carl Witzels, Erika Borkowsky (Flöte) und Walter Haacke (Orgel und Cembalo) zwei Adventskonzerte statt. Gekrönt wurden diese Konzerte durch die Teilnahme des weltberühmten italienischen Meistercellisten Enrico Mainardi (1897–1976). Die damalige Übertragung ins Fernsehen spricht für die Medienaufmerksamkeit, die die Mitwirkenden auf sich zogen.

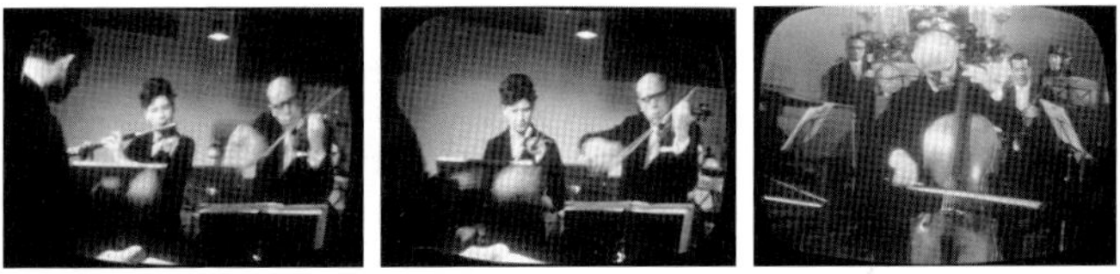

Die Eppsteiner Konzerte wurden auch im Fernsehen übertragen. Links und Mitte: Erika Borkowsky und Jörgen Schmidt-Voigt Rechts: Enrico Mainardi am Cello

Am 16. Dezember folgte ein Kammermusikabend im Kurhaussaal Königstein in der Zusammensetzung Mainardi, Schmidt-Voigt und der Pianistin Traute Murtfeld. In der damaligen Presse wurde nicht nur Mainardis, sondern auch Schmidt-Voigts technisch einwandfreies Spiel in den höchsten Tönen gelobt.

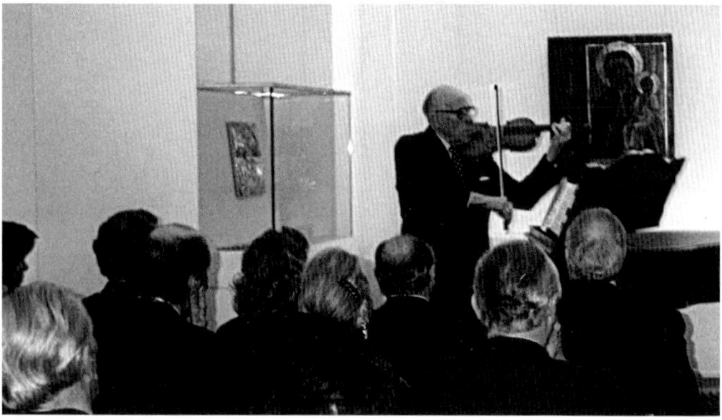

Schmidt-Voigt initiierte 1994 die Musikkonzerte im Ikonen-Museum, die bis heute regelmäßig stattfinden.

Weitere Konzerte und Platteneinspielungen folgten Mitte der 60er-Jahre u. a. mit der Violinistin Johanna Martzy und dem österreichischen Violinvirtuosen sowie Konzertmeister der Wiener Philharmoniker und Wiener Symphoniker Wolfgang Schneiderhan.

Als Anfang 1990 eine Generalsanierung der im spätgotischen Stil errichteten Eppsteiner Talkirche nötig wurde, war es Rosemarie Pabel, die damalige Leiterin des *Hausmusikkreises des Kulturkreises Eppstein*, die gemeinsam mit dem inzwischen 73-jährigen Schmidt-Voigt die Tradition der Eppsteiner Talkirchenkonzerte wieder aufleben ließ. Mit den Spenden aus den Benefizkonzerten und dem Förderverein der Talkirche sollten die Restaurierungsarbeiten mitfinanziert werden. Namhafte Musiker unterstützten diese Initiative, darunter 1992 das Sängerehepaar Michael und Romana Vaccaro vom Wiesbadener Staatstheater (heute mit der Formation *Opera Classica* europaweit unterwegs). Allein an einem Abend, an dem Schmidt-Voigt mit der Sopranistin Edda

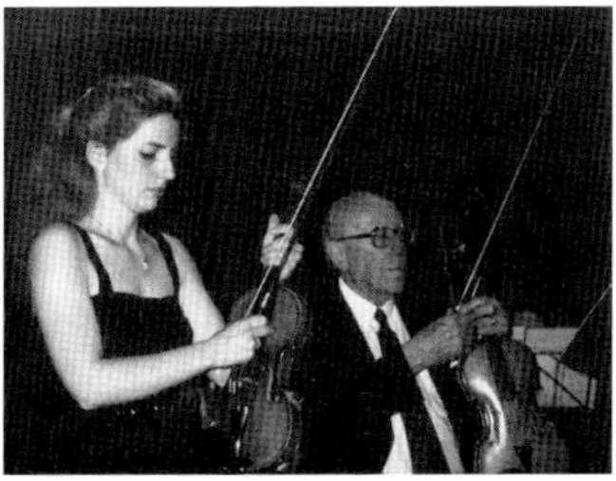

Benefizkonzert für die Renovierung der Eppsteiner Talkirche im März 1996 mit Sibylle Schelle und Schmidt-Voigt

Best, der Cellistin Mercedes van Gunsteren sowie ihrem Ehemann und Musikerkollegen Horst Schönwälder (beide spielen heute im *Trio Animato*) sowie Sibylle Nora Schelle (Violine) kamen von den 150 Zuhörern über 2800 Mark zusammen. Weitere Konzerte folgten, die alle sehr großen Anklang fanden.

Mit den gleichen Musikern und Boris Levantovich am Klavier initiiert Schmidt-Voigt in den 90er-Jahren schließlich Konzerte im Ikonen-Museum. Noch 1997 wurde auf der CD mit dem Titel *Musik im Ikonen-Museum* unter anderem das Violinspiel von Jörgen Schmidt-Voigt fest-

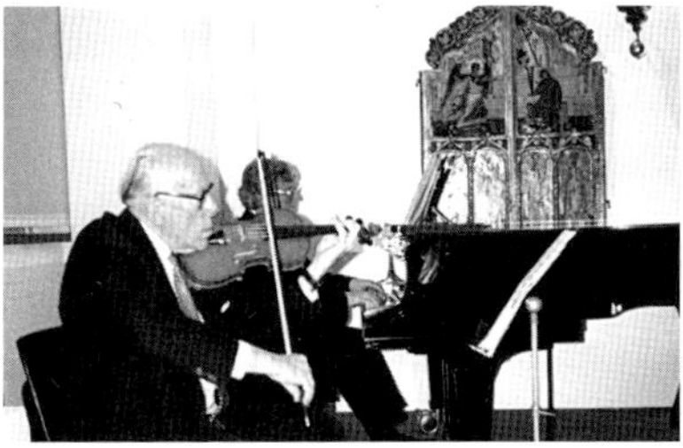

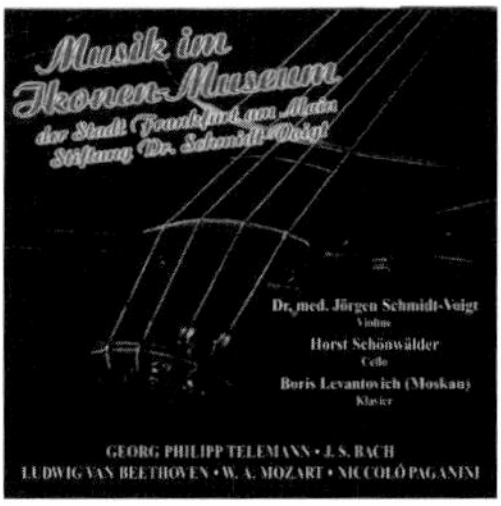

Konzert im Ikonen-Museum 1995. Am Klavier: Boris Levantovich

gehalten – es war eine seiner letzten Aufnahmen und beweist, dass der Arzt, Mäzen und Musiker bis ins hohe Alter sein erstklassiges Gehör und Gespür für Musik behalten durfte.

Der nachfolgende Artikel befindet sich im Nachlass von Dr. Schmidt-Voigt; ohne Angabe des Mediums, handschriftlicher Vermerk: 15. Oktober 1964

Pochen im sechsten Stock.

Visite bei dem Pianisten Svjatoslav Richter.

Der Autor des folgenden Artikels, Dr. med. Jörgen Schmidt-Voigt, ist Internist am Kreiskrankenhaus in Eppstein (Taunus). Mit einigen anderen Kollegen machte er eine Studienreise durch die Sowjetunion, über die er am 24.9. in unserer Beilage Natur und Wissenschaft berichtete (Herzmedizin in der Sowjetunion). – Auf dieser Reise hat er den sowjetischen Pianisten Svjatoslav Richter besucht, dessen Gastspiele im westlichen Ausland viel Aufsehen erregt haben.

Nach der Ankunft in Moskau versuchten wir zunächst, die Telefonnummer Svjatoslav Richters in Erfahrung zu bringen – ein schwieriges Unterfangen, da es ja öffentliche Telefonbücher dort nicht gibt. Als es schließlich gelungen war, blieb ein vom Hotelzimmer aus unternommener Anruf ohne Erfolg: Es meldete sich niemand. Als ich Richter von meiner Reise in die Sowjetunion Nachricht gegeben hatte, antwortete er in einem handschriftlichen Brief: „Sie können sich nicht vorstellen, wie sehr ich mich gefreut hätte, Sie endlich persönlich kennenzulernen ... Leider aber soll es wohl nicht sein, da ich gerade um diese Zeit abwesend sein werde. Ich gebe Konzerte in Dresden, Berlin und Paris. Vielleicht könnten wir uns aber doch einmal sehen. Irgendwo während meiner

Tourneen, was mir sehr erwünscht wäre. Ich hoffe, dass es Ihnen in Moskau gefallen wird, und wünsche Ihnen guten Erfolg.“ Zunächst also schien es, als ob es zu der Begegnung mit dem Pianisten nicht kommen sollte. Die Verbindung war entstanden, als ich vor mehr als zwei Jahren Richters Mutter ärztlich behandelte.

Frau Anna Richter, selbst Pianistin, war in den letzten Kriegsjahren aus der Ukraine nach Deutschland gekommen. Vor Kurzem ist sie in Schwäbisch Gmünd gestorben. Ihr Mann hatte lange Jahre als Musiker in Wien gelebt, bevor er über Polen nach Russland kam, wo er als „Volksdeutscher“ in der stalinistischen Ära uns Leben kam. Svjatoslav Richter ist 1915 im ukrainischen Schitomir geboren und in Odessa aufgewachsen. Ursprünglich wollte er dort die Laufbahn eines Theaterkapellmeisters einschlagen. An der Moskauer Musikakademie bildete er sich jedoch dann als Schüler von Heinrich Neuhaus zum Konzertpianisten aus.

Durch Zufall hörte eines Tages Richters Mutter, die sich in zweiter Ehe mit einem Bruder ihres Mannes, ebenfalls einem Musiker, verheiratet hatte, im deutschen Exil über den Moskauer Rundfunk ein Konzert ihres Sohnes. Freunde ermöglichten schließlich nach neunzehnjähriger Trennung ein Wiedersehen auf amerikanischem Boden. Später wurde es Svjatoslav Richter auch gestattet, die Mutter in Deutschland zu besuchen. Konzertiert hat der Pianist in Westdeutschland bisher noch nicht.

Trotz des vergeblichen Telefonanrufes in Moskau entschlossen wir uns, die Wohnung Richters aufzusuchen. Mit einem Taxi fuhren unsere Dolmetscherin und ich in das unweit vom Tschaikowsky-Konservatorium im sechsten Stock eines Neubaues liegende „Quartier“. Auch dort öffnete niemand. Wir erfuhren aber, dass der Pianist anderntags mit seiner Frau, der aus Frankreich stammenden Sopranistin Nina Dorliac, von einem Konzert aus Leningrad zurückerwartet würde.

In einem neuerlichen Anruf wurde mit Frau Richter verabredet, dass wir uns an einem Sonntagnachmittag zum Kaffee in der Privatwohnung treffen sollten. Nochmals gab es ein Hindernis zu überwinden: Hinter der Wohnungstür des schon recht verwohnten „Neubaues" wurde ein Klavierkonzert von Rachmaninoff geübt und unser Klingeln blieb vergeblich. Erst in einem letzten Telefongespräch klärte sich die Schwierigkeit auf: Die Klingel „arbeitet" nicht. Überaus herzlich wurden wir von dem Ehepaar empfangen und in freizügigster Weise bedacht: Das Heim besteht aus zwei ineinandergehenden Dreizimmerwohnungen, die Richter zusammen mit seinem Neffen bewohnt. In dem durch die Herausnahme einer Wand vergrößerten Musikzimmer stehen zwei Flügel, davon einer von Steinway in Hamburg. Das moderne Mobiliar der Wohnung stammt zum großen Teil aus Prag. Im Musikzimmer sahen wir kostbare Ölgemälde, darunter eins von Fernand Léger; dann eigene Schöpfungen, denn Richter malt auch.

Ein amerikanischer Kollege, Van Cliburn, der 1958 in Moskau beim internationalen Tschaikowsky-Wettbewerb den ersten Preis gewann, erklärte, nachdem er Richter in der Sowjetunion hatte spielen hören: „Ich bin wie betäubt. Das ist das gewaltigste Klavierspiel, das ich je gehört habe." Wie ihm gilt Richter heute vielen als der Pianist unserer Zeit. Er ist ein Hüne von Gestalt, mit Riesenhänden und einem prägnanten Schädel. Trotz dieser äußerlich martialischen Attribute ist er aber ein überaus herzlicher Mensch von großer Sensibilität. Offensichtlich leidet er unter der Riesenlast, die ihm sein legendärer Ruf auf die Schultern drückt. Als wir im Gespräch einige dieser um Richters Kunst wogenden Legenden berührten, wehrte er in großer Bescheidenheit ab: Das seien alles Übertreibungen. Zwar weiß man, dass Richter übt, wann und wo es ihm danach zumute ist, dass er mehr als einmal nach dem Ende eines Konzerts, wenn der letzte Zuhörer endlich das Feld räumte, im Konzertsaal das gesamte Abendprogramm wiederholte. Dass dies aber bis zu vierzehn Stunden gedauert habe, verweist er selbst ins Reich der Fantasie.

In seiner Wohnung kann er allerdings nur selten üben. Die Mitbewohner ober- und unterhalb, ebenfalls Musiker, verleiden ihm dann das Spiel durch energisches Pochen an die Wände. Umgekehrt wird natürlich auch Richter durch den von den Nachbarn erzeugten Lärm nur allzu oft gestört. Sein gesundheitliches Befinden, das vor einigen Monaten durch Hörstörungen, Konzentrationsmangel und ungenügende Ausdauer beeinträchtigt war, hat wieder eine erfreuliche Wendung zum Guten genommen.

Dennoch strengten ihn auch jetzt noch ein längeres Konzert oder intensives Üben sehr an. Richter raucht nicht, trinkt nicht, fliegt nicht. Dass er so bei den Eisenbahnfahrten durch die Sowjetunion oder die Vereinigten Staaten oft lange Zeit nicht zum Üben kommt, scheint ihn nicht zu beeinträchtigen. Das Thema Reise beschließt dann auch diesen Besuch, der aus den vielfältigen Eindrücken und menschlichen Begegnungen unseres Aufenthalts in der Sowjetunion auf so besondere Weise herausragte: Wir verabreden ein Wiedersehen an Richters nächstem Festspielort.

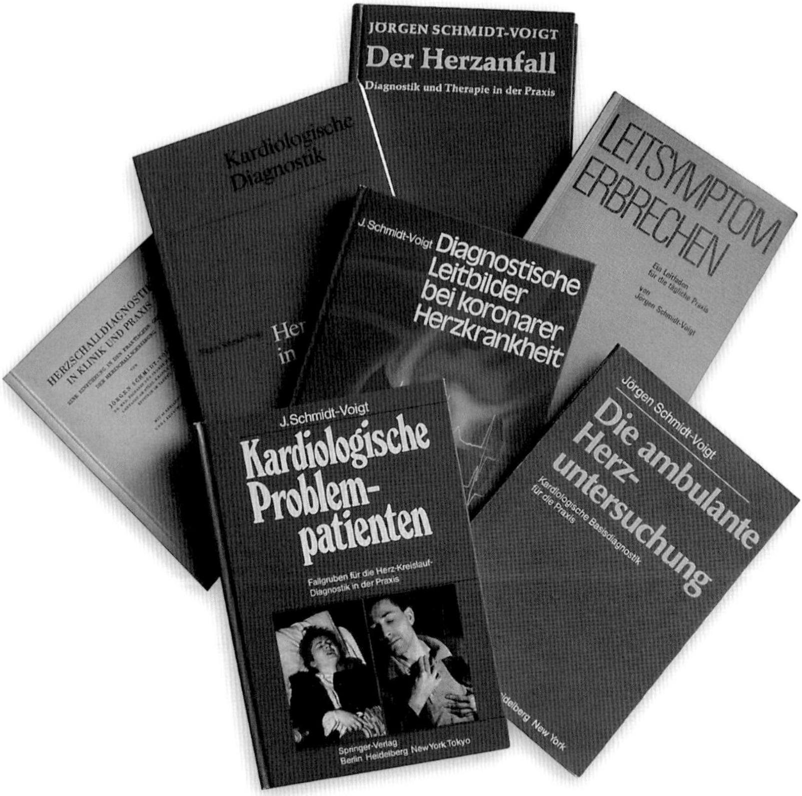
JÖRGEN SCHMIDT-VOIGT
Der Herzanfall
Diagnostik und Therapie in der Praxis
Kardiologische Diagnostik
LEITSYMPTOM ERBRECHEN
Ein Leitfaden für die tägliche Praxis
von Jörgen Schmidt-Voigt
J. Schmidt-Voigt
Diagnostische Leitbilder bei koronarer Herzkrankheit
J.Schmidt-Voigt
Kardiologische Problem-patienten
Fallgruben für die Herz-Kreislauf-Diagnostik in der Praxis
Springer-Verlag
Berlin Heidelberg New York Tokyo
Jörgen Schmidt-Voigt
Die ambulante Herz-untersuchung
Kardiologische Basisdiagnostik für die Praxis

Erinnerungen eines Schülers an seinen Lehrer

Dr. med. Hartmut Koch erfuhr 1973–1975 seine Facharztausbildung bei Dr. med. Jörgen Schmidt-Voigt am Kreiskrankenhaus Bad Soden am Taunus

Schmidt-Voigt „begegnete" mir erstmals 1965, als ich – noch gut ein Jahr vor meinem anstehenden medizinischen Staatsexamen – erste stationäre Erfahrungen auf der Inneren Abteilung des Rot Kreuz Krankenhauses in der Königswarterstraße hier in Frankfurt sammelte. Der damalige Chefarzt der Inneren Abteilung, Dr. Otto Wilhelm Lürmann, hatte mir in Frau Dr. Barbara Russell eine erfahrene, sehr sympathische Kollegin zur Seite gestellt, die sich nach Beendigung meines ca. achtwöchigen Einsatzes bei mir mit einem außergewöhnlichen Buch bedankte. Es handelte sich dabei um *Das Gesicht des Herzkranken*, 180 Seiten lang, scharlachrot gebunden, mit einer umfassenden Sammlung eindrucksvoller Fotos. Der Autor war Dr. Jörgen Schmidt-Voigt.

Dieses bereits 1958 von Schmidt-Voigt verfasste Werk, er war damals noch Chefarzt am Städtischen Krankenhaus Eppstein im Taunus, zeigte in eindrucksvoller Weise die Möglichkeiten visueller Diagnostik auf, heute leider allzu oft vernachlässigt zugunsten technischer Untersuchungsgänge. Vielen der im Buch exemplarisch gezeigten krankheitstypischen Gesichtsausdrücken und -farben bin ich in den Jahrzehnten meiner ärztlichen Arbeit wieder

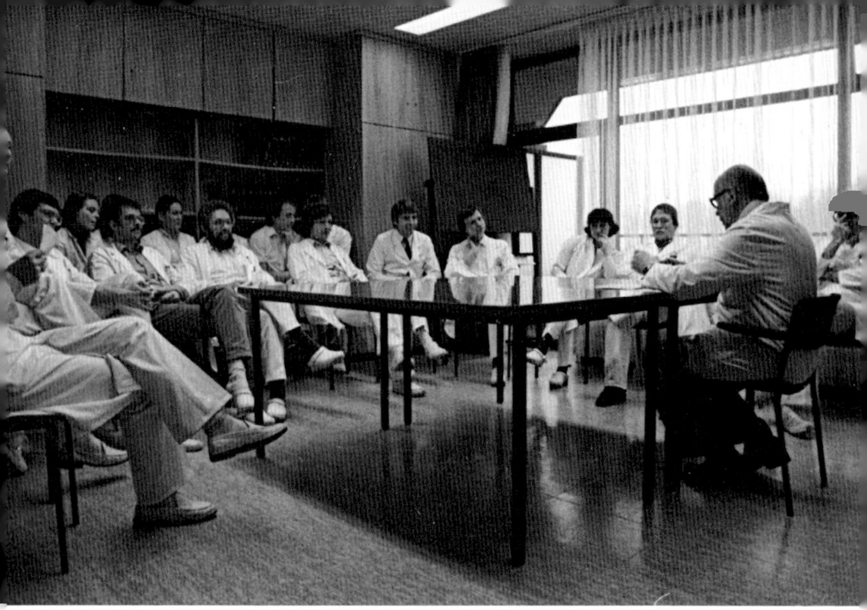

Schmidt-Voigt bei der morgendlichen Besprechung mit Oberärzten, Assistenzärzten und Studenten in den 80-er Jahren in Bad Soden

begegnet. Schmidt-Voigt hatte mir somit oftmals geholfen, gleich beim ersten Anblick eines Patienten, die Diagnose zu stellen.

Im Jahr 1973 – Jahre nachdem ich dieses Buch erhalten hatte – bekam ich die Chance, in das Klinikteam Schmidt-Voigts aufgenommen zu werden: Das Kreiskrankenhaus Main Taunus in Bad Soden hatte eine Assistenzarztstelle für die Innere Abteilung ausgeschrieben. Da mir noch zweieinhalb Jahre Ausbildung zum Facharzt für Innere Medizin fehlten, bewarb ich mich und wurde überraschend schnell eingeladen, Schmidt-Voigt auf einer seiner täglichen Stationsvisiten zu begleiten.

Mit einigen wenigen, wie beiläufig gestellten Fragen prüfte er mein internistisches, damals überwiegend Lebererkrankungen betreffend orientiertes Wissen am

Krankenbett. Er wusste natürlich, dass ich seit 1969 unter Chefarzt Dr. P. A. Lehr in Bad Homburg schwerpunktmäßig Leber- und Stoffwechselkrankheiten behandelt und dabei subtil die diagnostische Laparoskopie (Bauchspiegelung) erlernt hatte. Und gerade um diese laparoskopische Diagnostik sollte das Arbeitsfeld auf Schmidt-Voigts Abteilung erweitert werden.

Nach der offenbar erfolgreich überstandenen Visite wurde ich dann zu einem Round-Table-Gespräch mit den übrigen acht Teammitgliedern gebeten. Schmidt-Voigt machte offenbar, was mich ziemlich überraschte, meine Anstellung von der Akzeptanz durch das gesamte Team abhängig. Bisherige Chefs, und es gab in meiner beruflichen Laufbahn immerhin bereits deren fünf, hatten stets im Alleingang über meine Bewerbung entschieden. Nun, das abgesehen vom Oberarzt noch sehr junge Team zeigte sich nach ca. einstündigem Frage-und-Antwort-Spiel sehr an meiner Mitarbeit interessiert, und ich startete somit am 1. Juli 1973 bei Schmidt-Voigt.

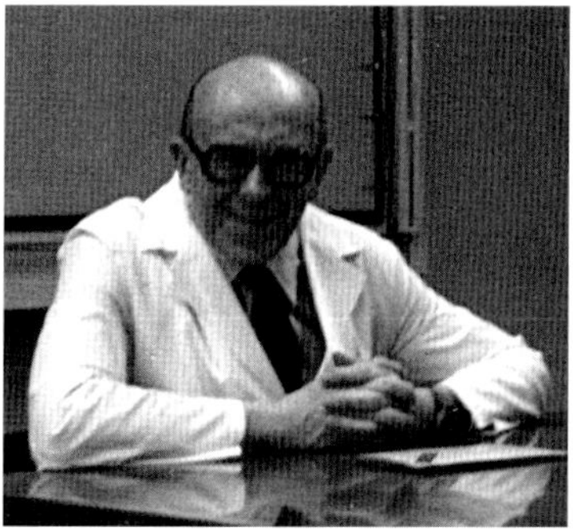

Die absoluten Höhenpunkte in den folgenden zweieinhalb Jahren bis zu meiner Facharztanerkennung waren für mich natürlich die wöchentlichen Chefarztvisiten auf der von mir geführten Station. Vom ersten bis zum letzten Tag im Main Taunus Krankenhaus faszinierte mich, wie dieser Chefarzt sich unserer Patienten annahm. Er verstand es meisterhaft, in den jeweils wenigen Minuten am Krankenbett dem Leidenden das Gefühl zu geben, dass alles derzeit medizinisch Mögliche für ihn getan werde, strahlte dabei stets Optimismus aus, der nicht selten auf den häufig depressiv gestimmten Patienten übersprang.

Immer wieder beeindruckte uns Assistenzärzte auch das fabelhafte Gedächtnis unseres Chefs. So begrüßte er zum Beispiel eine Patientin mit den Worten: „Sie müssen Frau Schäfer (Name geändert) sein, die ich vor sechs Jahren schon einmal hier behandeln durfte. Wenn ich mich nicht irre, so war das wegen Ihrer Gallensteine!?“ Das dann meistens aufstrahlende Patientengesicht entspannte sogleich die oft eigentlich sehr ernste Situation.

Besonders neidisch waren wir auf Schmidt-Voigts Gehör. Als Herzspezialist untersuchte er nur wenige Sekunden lang mit dem Stethoskop und diagnostizierte oftmals einen Herzklappenfehler, den wir zuvor nicht richtig beurteilt hatten oder der uns gar entgangen war. Geradezu artistisch mutete seine Fähigkeit an, die Zeit zwischen 2. Herzton und Mitralöffnungston bei einem bestimmten Herzklappenfehler, der sogenannten Mitralstenose, auf den Bruchteil einer Sekunde genau zu bestimmen und damit den Schweregrad der Verengung zu diagnostizieren. Beim später abgeleiteten Phonokardiogramm (grafische Darstellung der Herztöne und -geräusche) zeigte sich dann die unglaublich verlässliche Hörleistung des chefärztlichen Ohres: Die technisch ermittelte, reale Zeit deckte sich meistens exakt mit der am Krankenbett rein hörmäßig ermittelten Zeit!

Keiner von uns kam nach Jahren des Trainings auch nur annähernd an diese Auskultationsleistung heran. Erst viel später erfuhr ich, dass Schmidt-Voigt von Jugend an musiziert hatte, was vermutlich seinem Gehör zu dieser Spitzenleistung verhalf. Wenn ich heute hin und wieder

Freunde und Bekannte ins Ikonen-Museum begleite und dabei die im Eingangsbereich aufgestellte Büste Schmidt-Voigts passiere, die sehr genau seine äußerst prägnante Physiognomie wiedergibt, beschleunigt sich noch immer mein Herzschlag. Sofort sind die spannenden, von heftigem Adrenalinausstoß geprägten Situationen wieder präsent, wenn sein wacher, prüfender, oftmals sehr skeptischer Blick am Krankenbett auf mir ruhte und die kurze Frage kam: „Nun, Koch, was fehlt diesem Patienten?" Bin ich dann an meinem Lehrmeister vorbei und tauche in die Welt der von ihm in Jahrzehnten gesammelten Ikonen ein, beruhigt sich rasch wieder mein Gemüt. Und mir drängt sich beim Anblick dieser stillen, nachdenklich stimmenden Werke ein Gedanke auf:

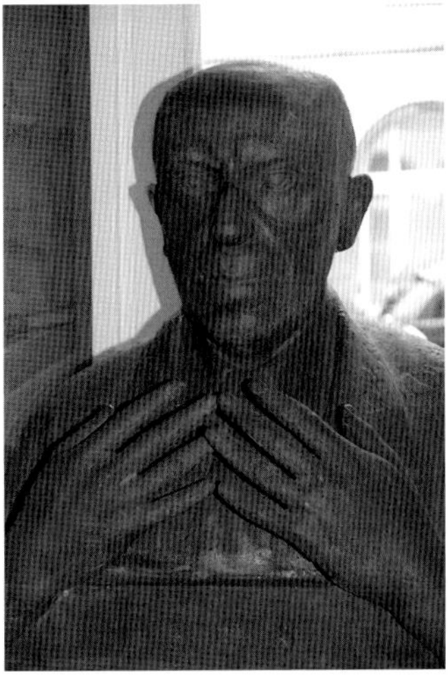

Die Bronze-Büste von Schmidt-Voigt im Eingangsbereich des Ikonen-Museums wurde 1989 durch den Russischen Kulturfond von Raisa Gorbatschova gestiftet. Ausgeführt wurde sie von dem Moskauer Künstler Dimitri Ryabitschev.

Vielleicht waren es diese Ikonen, die Kraft und Ausdauer auf Schmidt-Voigt übertrugen, damit er sich seinen Patienten über all die Jahrzehnte mit seinem außergewöhnlichen ärztlichen Talent widmen konnte.

Ausschnitt eines Artikels von Dr. med. Carl-Oskar Klüss: Hessisches Ärzteblatt 4/1992, S. 6.

Dr. med. J. Schmidt-Voigt 75 Jahre

In den vielen Jahren seines Wirkens [an dem Bad Sodener Kreiskrankenhaus] forderte er als Chef von seinen Mitarbeitern stets das Äußerste an Leistung ab, forderte aber sich selber nicht weniger. Seine „Chefvisiten", zweimal pro Woche auf jeder Station, waren fast immer auch von „Gasthörern" besucht. Bezeichnend war, dass er während der Vorstellung eines jeden Patienten durch den Stationsarzt (mit Anamnese und Befund) den jeweiligen Kranken betrachtete, dann auskultierte und sofort Diagnose und Therapie präzisierte. Uns Assistenten ist es – zumindest in den 3 1/2 Jahren meiner Tätigkeit als Oberarzt bei ihm – nicht gelungen, ihm eine Fehldiagnose nachzuweisen.

Mir war das dankbare Gesicht des Patienten immer wichtiger als die bezahlte Rechnung

Persönliche Erinnerungen an Dr. Jörgen Schmidt-Voigt von Dr. med. Detlef Röhl, langjähriger Mitarbeiter und Nachfolger von Dr. J. Schmidt-Voigt als Chefarzt der Med. Klinik der Krankenanstalten des Main-Taunus-Kreises, Bad Soden

Geboren als Sohn eines Gymnasiallehrers und einer Opernsängerin begleiteten Dr. Schmidt-Voigt seit frühester Jugend klassische Bildung und Musik. Sie wurden zu prägenden Merkmalen seiner außerordentlichen Persönlichkeit und zu einer Bereicherung seines ärztlichen Berufes. In Eppstein veranstaltete er die legendären Adventskonzerte und musizierte dabei u. a. gemeinsam mit Wolfgang Schneiderhan, Johanna Martzy, Edwin Fischer und Enrico Mainardi.

In einer Serie von Tonbandaufnahmen *Kardiologisches in der Symbolsprache der Musik* schildert er Lieschen aus der *Kaffeekantate* von J. S. Bach als Opfer niedriger Blutdrucklage, für die Kaffee zum belebenden Lebenselixier wird. Im *Don Juan* von R. Strauss solle nach dem Verfall aller Kräfte der dissonante Einsatz der Trompeten den stechenden, akut lebensbedrohlichen Schmerz eines Herzinfarkts akustisch versinnbildlichen. Im *Freischütz* von C. M. von Weber werden arrhythmische Synkopen als musikalischer Ausdruck für die durch Angst verursachte Unregelmäßigkeit des Herzens gedeutet. Aus dem Jahr 1996 gibt es von Dr. Schmidt-Voigt eine Einspielung

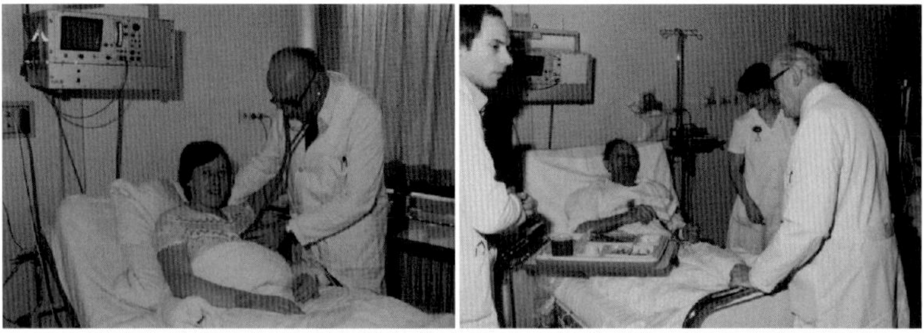

Der Patient als Mittelpunkt aller Tätigkeit

wenig bekannter Kompositionen für Violine und Klavier, zu der er sich im begleitenden Text wünscht, dass sie anlässlich seines 80. Geburtstages zugleich Zeichen und Ansporn für ein schöpferisches Alter sein möge.

Sein Zugang zu Patienten war geprägt vom ganzheitlichen Bild des kranken Menschen mit seinen Symptomen und Krankheitszeichen. „Die Medizin macht enorme Fortschritte, Patienten und Krankheiten sind aber dieselben geblieben wie früher", pflegte er häufig zu sagen. Sein Interesse und seine Offenheit für neue Entwicklungen waren trotzdem außerordentlich. Mit ungewöhnlicher Intuition erfasste er das, was in der Praxis umsetzbar war, und konnte komplizierteste Sachverhalte in einfache und verständliche Sprache übertragen. Davon zeugte der große Zulauf bei vielen Fortbildungsveranstaltungen und die hohe Anerkennung, die ihm ausgesprochen wurde. Wichtig war ihm dabei, dass mehr als die Hälfte seiner Vorträge aus Vertrautem bestand, um den Kenntnisstand seiner Zuhörer zu würdigen und sie in ihrem Alltag abzuholen.

Verbindliche Freundlichkeit, psychologisches Einfühlungsvermögen und geistreicher Humor machten Krankenbesuche mit ihm immer wieder zu einem Erlebnis.

Niemals ging er aus einem Krankenzimmer, ohne bei dem Patienten ein Gefühl von Hoffnung, Zuversicht und Geborgenheit zu hinterlassen.

Einige Episoden aus dem Klinikalltag waren kennzeichnend für seinen Umgang mit Patienten und Mitarbeitern: Ein ehemaliger Verwaltungsdirektor der Kliniken hatte sich während seiner Amtszeit aus Kostengründen heftig gegen die Einführung der Herzschrittmachertherapie gewehrt. Als er nun selbst in der Klinik lag und eine solche Behandlung brauchte, meinte Dr. Schmidt-Voigt: „Wie gut Herr …, dass wir uns schon immer gemeinsam für die Einführung dieses Therapieverfahrens eingesetzt haben." Bei einem anderen Patienten hatte er einen Eingriff vorgesehen, gegen den einige Mitarbeiter Bedenken äußerten. Nach kurzer Diskussion rettete Dr. Schmidt-Voigt die Situation und verabschiedete sich mit den Worten aus Schillers *Don Carlos*: „Wo alles liebt, da kann der Karl allein nicht hassen." Kritik äußerte er nie direkt. Höchster Ausdruck seiner Missbilligung war: „Das haben wir aber auch schon überzeugender gesehen." Bei einer Fortbildungsveranstaltung wurde ein Medikament zur Behandlung einer lebensbedrohlichen Herzerkrankung vorgestellt. Die wenig zuversichtlichen Ergebnisse kommentierte Dr. Schmidt-Voigt mit den Worten: „Gestorben wird also weiterhin, jetzt nur nach einem anderen Schema."

Auch seine Liebe zu Russland und den Ikonen blieb der Klinik nicht verborgen. Ein- bis zweimal monatlich besuchte er Moskau. Über viele Jahre flog die Maschine freitags gegen 14:00 Uhr ab Frankfurt, sodass das Morgenprogramm pünktlich beendet sein musste. Wenn er dann dienstags zurückkam, fragte er gelegentlich bei-

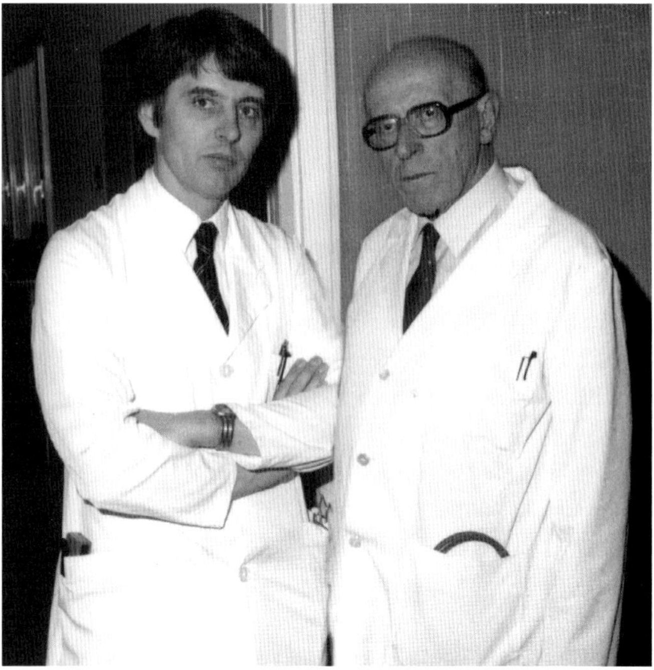

Dr. Detlef Röhl und Dr. Schmidt-Voigt im Krankenhaus Bad Soden

läufig: „Sagen Sie mal, was würden Sie machen bei ...?" Da wussten wir dann, mit welchen Krankheiten er in Moskau befasst worden war. In der UdSSR genoss er eine hohe Anerkennung, wofür auch folgende Begebenheit spricht: Ein Patient aus dem Taunus benötigte einen Herzschrittmacher und sprach darüber in Bonn mit dem damaligen russischen Botschafter Semjonov, der dazu bemerkte: „Dafür geht man in Deutschland doch wohl am besten zu Dr. Schmidt-Voigt nach Bad Soden." In Moskau traf er aber nicht nur die etablierte Elite, sondern kannte und half auch vielen Dissidenten, für die nach ihrer Ausreise Königstein und Bad Soden oft erste Anlaufstellen waren. Freundschaftliche Verbindungen hatte er zur hochrangigen Geistlichkeit der russisch-orthodoxen Kirche, die seine Kenntnisse und das Verständnis der Ikonenmalerei wesentlich förderten. Vor der Stiftung seiner Ikonensammlung fragte er mich eines Tages: „Was hielten Sie davon, wenn ich meine Ikonen der Stadt Frankfurt vermachte?“ Ich begrüßte den Gedanken und bemerkte: „Ihre Kinder würden sich sicher auch über einige freuen.“ Worauf er meinte: „Da bleiben noch genug.“

Im politisch-gesellschaftlichen Bereich bewegte er sich geschickt und selbstbewusst. Der Aufforderung des Finanzamts, seine Einkünfte aus ärztlicher Tätigkeit in der UdSSR anzugeben und zu versteuern, entledigte er sich elegant, indem er dem Land drei wertvolle Ikonen überließ. Als der Neubau des Krankenhauses in Bad Soden wegen einer Finanzierungslücke gefährdet war, gelang es ihm durch eine Spende der Höchst AG, den Weiterbau zu ermöglichen. Als dann kurz nach der Eröffnung die Ehefrau eines hochrangigen Politikers aus dem Main-Taunus-Kreis erkrankte und aufgenommen wurde, bat der Ehemann, seine Frau umgehend auf die Privatstation zu verlegen. Dr. Schmidt-Voigt entgegnete ihm darauf, dass das Krankenhaus auf Wunsch seiner Partei als klassenlose Einrichtung konzipiert worden sei und auch so betrieben würde. An besonderer chefärztlicher Fürsorge hat es dennoch nicht gefehlt.

Immer wenn seine Verdienste um die Medizin, die Musik und die Ikonenmalerei gewürdigt wurden, antwortete er mit dem Satz aus Wagners *Meistersingern*: „Euch wird es leicht, mir macht ihr's schwer, gebt ihr mir Armen zu viel Ehr.“

Bei seiner Verabschiedung aus der Klinik brachte er seine Auffassung ärztlicher Tätigkeit u. a. in den Wor-

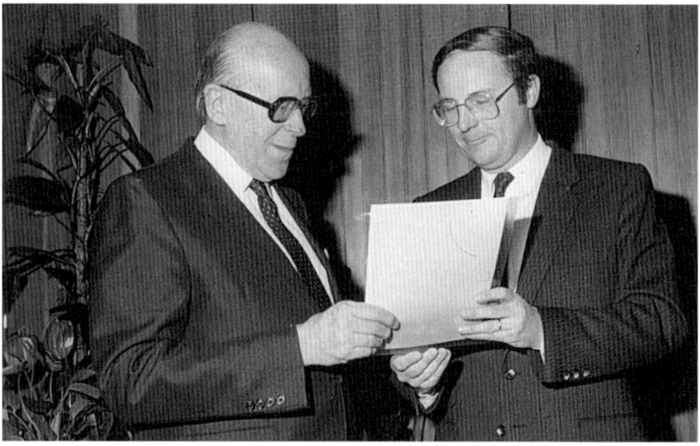

Feierlich in den Ruhestand verabschiedet: Dr. Bernward Löwenberg, Landrat des Main-Taunus-Kreises, sagte, Dr. Jörgen Schmidt-Voigt habe als praktizierender Herzspezialist weit über die Staatsgrenzen hinaus bis hin zur Sowjetunion Anerkennung gefunden. FAZ, 1. April 1982

ten zum Ausdruck: „Mir war das dankbare Gesicht des Patienten immer wichtiger als die bezahlte Rechnung."

Ich hatte die Ehre, Herrn Dr. Schmidt-Voigt bis zur letzten Stunde zu begleiten. Er starb würdig und gefasst, dankbar für ein erfülltes Leben, mit dem Blick auf eine wunderschöne Reiseikone auf seinem Nachttisch.

Er schuf eine „menschliche“ Klinik

Chefarzt Jörgen Schmidt-Voigt geht in Ruhestand

Bad Soden (hth). Der langjährige Chefarzt der Inneren Abteilung im Kreiskrankenhaus Bad Soden, Dr. Jörgen Schmidt-Voigt ist gestern in den Ruhestand verabschiedet worden. Aus diesem Anlaß wurde ihm die Ehrenplakette der Landesärztekammer Hessen durch den Kammerpräsidenten Dr. Bechtold überreicht, womit insbesondere die Verdienste des bekannten Herzspezialisten um die ärztliche Fortbildung gewürdigt werden. Eine große Zahl von Ehrengästen erweiterte bei der Abschiedsfeier im Kreiskrankenhaus Bad Soden den Kreis der jetzigen und ehemaligen Kollegen und Mitarbeiter, an der Spitze der Dekan der medizinischen Fakultät der Universität Frankfurt, Professor Müller, ferner die drei hauptamtlichen Mitglieder des Kreisausschusses und weitere Gäste aus den Gremien des Main-Taunus-Kreises und der Ärzteschaft.

Mit dem Ausscheiden von Dr. Schmidt-Voigt wird die Organisationseinheit für Innere Medizin in Bad Soden in zwei Abteilungen aufgegliedert. Der bisherige Oberarzt Privatdozent Dr. Röhl tritt die Nachfolge Schmidt-Voigts als Spezialist für Herz- und Kreislauferkrankungen an, ein weiterer Chefarzt soll an die Spitze der neu zu gründenden Abteilung berufen werden, die ihren Schwerpunkt in der Behandlung von Krankheiten der Verdauungsorgane finden wird.

Die Aufgliederung signalisiert das Ende einer Epoche, die durch die Persönlichkeit von Dr. Jörgen Schmidt-Voigt geprägt ist und dem Krankenhaus in Bad Soden nicht nur medizinisches Ansehen, sondern den Ruf einer „menschlichen“ Klinik verschafft hat. Den Geist der menschlichen, nicht apparativen Medizin habe er umzusetzen versucht aus dem kleinen Eppsteiner Krankenhaus, erinnerte sich der ausscheidende Chefarzt bei den Dankesworten für die vielfältigen Würdigungen seiner wissenschaftlichen und ärztlichen Verdienste.

Zwei Baracken in Eppstein standen im Kriegsjahr 1943 am Anfang seiner Arbeit im Main-Taunus-Kreis. Schmidt-Voigt, der nach Staatsexamen und Promotion in Frankfurt 1941 die jugendärztliche Forschungsstelle der Frankfurter Universitätskliniken leitete, behandelte Kinder im Hilfskrankenhaus Eppstein. Auf seine Initiative hin entschloß sich im Sommer 1945 die Stadt Eppstein, das Krankenhaus zu übernehmen, das wegen der Zerstörung von Kliniken in den benachbarten Großstädten auch Erwachsene versorgen mußte. Unter Leitung von Dr. Schmidt-Voigt wurde Eppstein in den folgenden Jahren zum ersten Kreiskrankenhaus im Main-Taunus-Kreis ausgebaut. Die Unzulänglichkeiten der Gebäude waren freilich nie ganz zu beheben, bis im Frühjahr 1970 das neue Kreiskrankenhaus Bad Soden die Aufgaben der Eppsteiner Einrichtung übernehmen konnte. Schmidt-Voigt leitete von Anfang an die Innere Abteilung im Kreiskrankenhaus Bad Soden, dessen Planung er wesentlich mitprägen half.

Wenn der ausscheidende Chefarzt die menschliche Atmosphäre und die ärztliche Zuwendung zum Patienten gestern als „den besten Teil unseres Hauses“ hervorhob, der nicht durch die beschlossenen Organisationsänderungen gefährdet werden dürfe, dann ist dieser Aspekt seines ärztlichen Wirkens nicht von seinen Leistungen für die medizinische Forschung und Lehre zu trennen. Dr. Schmidt-Voigt, sagte Landrat Löwenberg in seiner Ansprache, habe als praktizierender Herzspezialist weit über die Staatsgrenzen hinaus bis hin zur Sowjetunion Anerkennung gefunden, deren höchste medizinisch-wissenschaftliche Auszeichnung, die Wischnewski-Plakette, er trage. Unter den weiteren Auszeichnungen des bekannten Cardiologen sind die Vesalius-Gedenkmünze, die Ernst-von-Bergmann-Plakette für Verdienste um die medizinische Fortbildung und das Bundesverdienstkreuz erster Klasse.

Frankfurter Allgemeine Zeitung, 1. April 1982, Nr. 77/S. 35

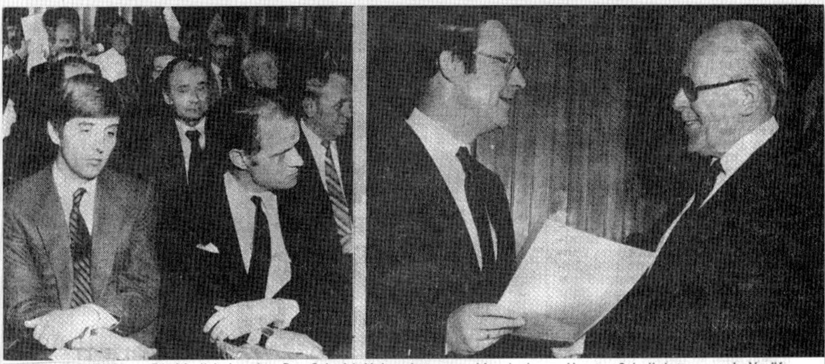

Bad Soden (FWC). — „Die Medizin beschäftigt den ganzen Menschen, weil sie sich mit dem ganzen Menschen beschäftigt.“ Mit diesem Satz von Goethe aus dem 9. Buch von „Dichtung und Wahrheit“, leitete Landrat Dr. Löwenberg die Feierstunde zur Verabschiedung des beliebten Chefarztes Dr. med. Jürgen Schmidt-Voigt ein, der aus den Diensten des Main-Taunus-Kreiskrankenhauses in Bad Soden wegen Erreichung der Altersgrenze ausscheidet.

Dr. Schmidt-Voigt hat sowohl als praktizierender Herzspezialist weit über die Staatsgrenzen hinaus bis hin in die Sowjetunion Anerkennung gefunden und sich insbesondere in dem Fachbereich Kardiologie einen großen Namen erworben, als auch seine reichen Erfahrungen in der medizinischen Praxis für seine wissenschaftliche Betätigung genutzt. Als Ergebnis seiner wissenschaftlichen Arbeiten dürften inzwischen weit über 500 Einzelpublikationen vorliegen, außerdem gibt es einige Herzton-Schallplatten und Veröffentlichungen in Buchform.

Die Fotos zeigen von links Dr. med. Schmidt-Voigt und Landrat Dr. Löwenberg bei der Überreichung der Urkunde des Main-Taunus-Kreises. Rechtes Bild: vorn weitere Redner, der ärztliche Direktor Dr. Lenz und der Nachfolger des scheidenden Chefarztes: Dr. Röhl, der heute in sein Amt als Chefarzt für Innere Medizin eingeführt wird.

Fotos: Christian

Höchster Kreisblatt, 1. April 1982

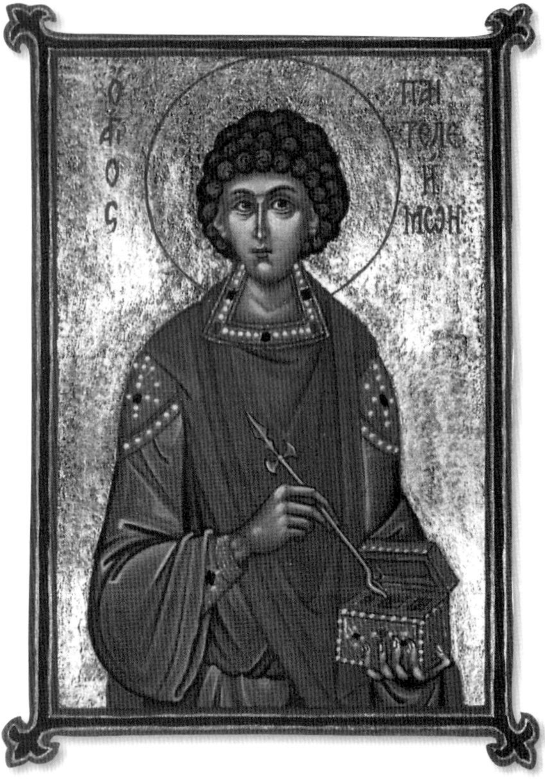

Diese Ikone des hl. Panteleimon wurde für Schmidt-Voigt anlässlich seiner Eintragung ins Goldene Buch der Frankfurter Stiftungen *angefertigt.*

Auszeichnungen und Ehrungen

1962 *Vesalius-Gedenkmünze* von der Deutschen Ärzteschaft

1966 *Ernst-von-Bergmann-Plakette* von der Bundesärztekammer für Verdienste um die medizinische Fortbildung

1967 *Wischniewski-Plakette*, in der damaligen Sowjetunion die höchste medizinisch-wissenschaftliche Auszeichnung

1970 *Bundesverdienstkreuz Erster Klasse*

1982 *Ehrenplakette* der Landesärztekammer Hessen

1988 *Goethe-Plakette* der Stadt Frankfurt

1989 *Dr.-Gerhard-Ritter-Medaille* des Kraftfahrverbands Deutscher Ärzte

2000 *Orden des heiligen Sergius von Radonesch* vom russischen Patriarchen Alexej II. in Moskau für das Gründen des Ikonen-Museums in Frankfurt

2002 Eintragung ins *Goldene Buch der Frankfurter Stiftungen*

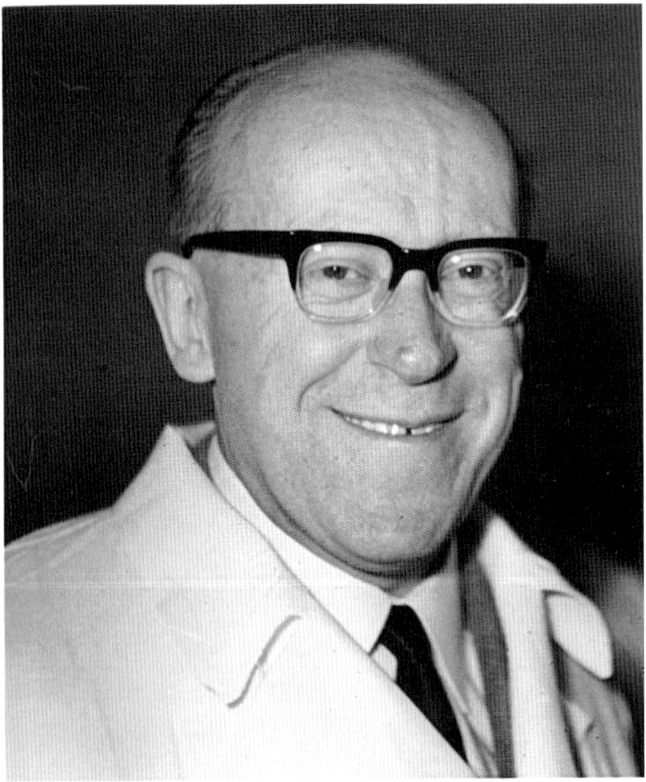

Verzeichnis der Autoren

Dr. Richard Zacharuk
Studium der Byzantinischen Kunstgeschichte, der Allgemeinen Kunstgeschichte und der Volkskunde in München mit Magisterabschluss. Promotion an der Universität Marburg. Seit 1988 Leitung des Ikonen-Museums. Herausgeber von Publikationen zu Ikonenkunst und -geschichte.

Dr. Alexander Schkurko
Direktor des Staatlichen Historischen Museums in Moskau. 1981–1992 stellvertretender Kulturminister der Russischen Föderation. Wissenschaftliche Publikationen auf dem Gebiet der Archäologie, der Skythenkunst, Kulturanthropologie und der Museumskunde. Mehrfach ausgezeichnet, Ehrenmitglied der Kunstakademie, Ehrenprofessor der Moskauer Universität.

Tamara Igumnova
Stellvertretende Direktorin des Staatlichen Historischen Museums in Moskau. Zuständig für internationale Verbindungen und Ausstellungen. Zahlreiche Publikationen auf dem Gebiet der kulturellen Zusammenarbeit mit ausländischen Staaten, Geschichte, Museumskunde und Kulturanthropologie. Für ihre Verdienste erhielt sie mehrfach staatliche Auszeichnungen für Kulturarbeit.

Dr. Snejanka Bauer
Kuratorin am Ikonen-Museum. Zahlreiche internationale Ausstellungsprojekte und Publikationen. Forschungsschwerpunkte: Ikonenmalerei, Kunst im Nationalsozialismus, russische Avantgarde, Marc Chagall, Fußball und Religion, bulgarische Kunst, Münchner Malschule.

Manfred Capellmann
Studium Alter Sprachen und Sport in Bonn und Münster. Schuldienst am Goethe-Gymnasium Frankfurt, an der Deutschen Schule Paris und am Lessing-Gymnasium Frankfurt, zuletzt dort Studienleiter. Organisierte 2000 die Ausstellung *Wer war Henry Wolfskehl?* im Museum Judengasse. Betreut das Archiv des Lessing-Gymnasiums.

Dr. med. Hans Böckler
Sportmediziner und Gynäkologe im Ruhestand. Chefarzt des Kreiskrankenhauses Dachau bei München und des Marienhospitals sowie Lehrbeauftragter an der Medizinischen Fakultät der Johann Wolfgang Goethe-Universität in Frankfurt am Main. Publikationen in Zeitschriften zu medizinischen und historischen Themen.

Jesuitenpater Friedhelm Mennekes S.J.
Studium der Philosophie, politischer Wissenschaft (Promotion 1971) und Theologie (Habilitation 1977) in Bonn, München und Frankfurt am Main. 1980–2008 Professor für Praktische Theologie und Religionssoziologie an der philosophisch-theologischen Hochschule Sankt Georgen in Frankfurt am Main. 1979 Beginn der Ausstellungstätigkeit, 1987 Gründung der Kunst-Station Sankt Peter Köln. Zentrum für zeitgenössische Kunst und Musik. 1989 bis

1996 internationale Gastprofessuren und Kunstprojekte zur zeitgenössischen Kunst. Seit 1997/98 Honorarprofessor an der Hochschule der Bildenden Künste in Braunschweig und der Akademie der Bildenden Künste, Universität Mainz. Im Wintersemester 2002/03 Gastprofessur am Kunsthistorischen Institut der Universität Bonn über das Werk von Joseph Beuys. 1999 erhielt er den *Corporate Art Preis* für „herausragende Verdienste auf dem Gebiet der Kunst- und Kulturförderung" der Burda Stiftung.

Diana Farrilli
Studium der Kunstgeschichte, Musikwissenschaft und Romanistik. Seit 2005 als freie Mitarbeiterin im Ikonen-Museum tätig.

Dr. med. Hartmut Koch
1960–1966 Medizinstudium an der Johann Wolfgang Goethe-Universität in Frankfurt am Main. Vom 1973–1975 Facharztausbildung bei Dr. med. Jörgen Schmidt-Voigt am Kreiskrankenhaus Bad Soden am Taunus. Seit 1976 Arzt für Innere Medizin. Vom 1976–2000 Oberarzt und stellv. Chefarzt an der Paul-Ehrlich-Klinik Bad Homburg. Seitdem Praxisvertretungen im Raum Frankfurt am Main und Aschaffenburg.

Priv. Doz. Dr. med. Detlef Röhl
Ausbildung zum Arzt für Innere Medizin und Kardiologie in New York und Ulm. Von 1975–1982 war er Oberarzt und danach bis 2004 als Nachfolger von Dr. J. Schmidt-Voigt Chefarzt der Medizinischen Kliniken der Kliniken des Main-Taunus-Kreises in Bad Soden.

Seine Frau Elena gab ihm eine kleine
metallene Reiseikone mit ins Grab.

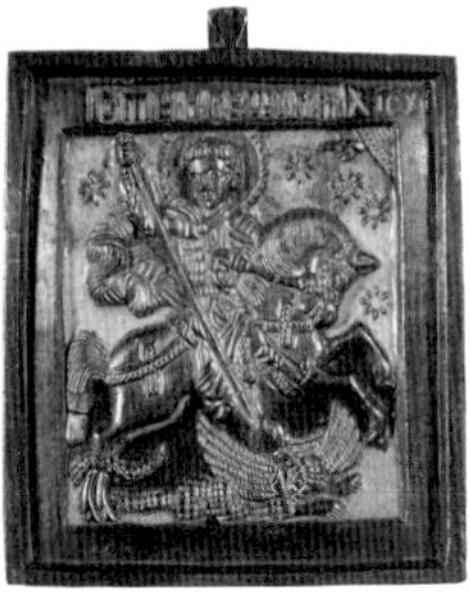